# LE MEILLEUR RÉGIME

Pour arrêter de souffrir de votre poids et
retrouver la forme facilement

SciENceS Pratiques

# LE
# MEILLEUR
# RÉGIME

Pour arrêter de souffrir de votre poids et
retrouver la forme facilement

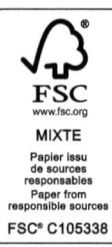

© SciENceS Pratiques, 2024

Édition : BoD · Books on Demand GmbH, In de Tarpen 42,
22848 Norderstedt (Allemagne)
Impression : Libri Plureos GmbH, Friedensallee 273,
22763 Hamburg (Allemagne)

ISBN : 978-2-3225-5804-9
Dépôt légal : Octobre 2024

Laura avait toujours été en lutte avec son poids. Chaque nouvelle année apportait avec elle une résolution de perdre ces kilos en trop, mais malheureusement, cela se transformait invariablement en une suite d'essais infructueux.

La première tentative avait été le régime à la mode du moment : le régime cétogène. Elle se souvient encore des premiers jours, où elle se sentait épuisée, irritée et affamée, son corps luttant contre l'absence de glucides. Malgré ses efforts, les résultats n'étaient pas à la hauteur de ses espérances. Les kilos étaient partis, mais ils étaient revenus aussi rapidement qu'ils étaient partis, accompagnés d'une montagne d'émotions négatives : frustration, déception, et un sentiment d'échec cuisant.

Puis vint le régime à faible teneur en matières grasses. Laura se plongea dans l'océan de produits sans matières grasses, en espérant que cela lui apporterait enfin la solution tant recherchée. Mais au lieu de cela, elle se sentait constamment affamée, ses papilles gustatives se languissant du plaisir des graisses, et son moral plongeant au fil des jours où elle luttait pour s'accrocher à ce régime peu appétissant.

La tentative suivante fut le régime hypocalorique, où elle comptait chaque calorie avec une minutie obsessionnelle. Mais même en limitant strictement son apport calorique, Laura ne parvenait pas à briser le plateau de perte de poids à cause de repas mal équilibrés. Son corps semblait s'accrocher désespérément à chaque gramme de graisse, et son esprit était accablé par le fardeau de l'auto-discipline en plus des problèmes de santé qu'elle commençait à subir à cause des restrictions alimentaires.

Après des années de déceptions et de montagnes russes émotionnelles, Laura commençait à désespérer. Mais au lieu de se résigner à son sort, une lueur d'espoir émergea sous la forme d'un livre sur le régime à indice glycémique bas. Intriguée, mais pleine de scepticisme, elle commença à étudier le concept avec une curiosité renouvelée. Elle découvrit que ce n'était pas qu'un simple régime mais plutôt un rééquilibrage alimentaire et un apprentissage de la nutrition.

En apprenant comment les aliments à IG bas pouvaient aider à stabiliser la glycémie, à réduire les fringales et à favoriser une perte de poids durable, Laura sentit un frisson d'excitation parcourir son corps. Pour la première fois depuis des années, elle sentait une lueur d'espoir renaître en elle.

Avec une détermination renouvelée, Laura se lança dans ce nouveau parcours avec enthousiasme. Elle savourait chaque bouchée de légumes croquants, chaque morceau de fruit sucré, chaque portion de céréales complètes, chaque morceau de viande assaisonné et même des petits plaisirs sucrés occasionnels. Et lentement, mais sûrement, les résultats commencèrent à se manifester. Les kilos superflus fondirent, mais plus important encore, Laura retrouva un sentiment de contrôle sur son corps et sur sa vie.

Aujourd'hui, Laura regarde en arrière avec gratitude sur son voyage tumultueux vers la santé et le bien-être. Elle sait que chaque échec était une leçon précieuse, la guidant finalement vers la découverte de la solution qui lui convenait le mieux. Et avec un sourire sur son visage et un cœur léger, elle avance avec confiance vers un avenir rempli de possibilités infinies.

Si vous vous reconnaissez en Laura, ce livre peut vous aider à réussir comme elle.

Si vous découvrez le monde des régimes, ce livre peut vous éviter le parcours de déceptions et de frustrations de Laura pour vous faire atteindre votre objectif plus facilement.

Le livre est basé sur l'expérience personnelle et la synthèse de références scientifiques qui sont fiables et honnêtes, ce livre ne substitue pas des prescriptions médicales ou nutritionnelles faites par des professionnels de santé. Ainsi ce livre est destiné à toute personne sans problème de santé particulier qui souhaite apprendre comment retrouver et conserver un poids idéal.

Nous allons voir dans ce livre des principes nutritionnels que nous allons appliquer en les associant pour retrouver et conserver un poids idéal tout en mangeant de façon équilibrée avec plaisir et sans privations excessives.

Vous allez apprendre les bases de la nutrition et l'importance de l'indice glycémique. Vous pourrez utiliser ces nouvelles connaissances pour analyser votre alimentation actuelle qui vous a fait prendre du poids. Vous verrez comment faire cela grâce à une application mobile que vous allez apprendre à utiliser facilement. Vous pourrez ainsi corriger votre alimentation pour pouvoir perdre du poids et retrouver votre bien-être physique et émotionnel.

# Sommaire

# 1. Introduction au concept de l'indice glycémique

Pour commencer nous allons voir ce qu'est l'indice glycémique et comment il influe sur notre corps.

L'indice glycémique (IG) est une mesure qui permet de classer les aliments contenant des glucides en fonction de leur capacité à augmenter la glycémie (taux de sucre dans le sang) après leur consommation. Voyons comment cela fonctionne.

**Élévation de la glycémie :**
Lorsque vous consommez des aliments contenant des glucides, comme les fruits, les légumes, les céréales, etc., ils sont digérés et convertis en glucose (sucre) dans votre sang. Certains aliments entraînent une augmentation rapide et importante de la glycémie, tandis que d'autres provoquent une augmentation plus progressive et modérée.

**Comparaison avec le glucose pur :**
Pour évaluer l'effet des aliments sur la glycémie, on compare leur impact à celui d'une quantité équivalente de glucose pur ou de pain blanc, qui est rapidement transformé en glucose dans le sang. Le glucose est donc utilisé comme référence avec un indice glycémique de 100. Tous les aliments ont un IG qui va de 0 à 100.

**Classement des aliments :**
Les aliments avec un IG élevé (70 et plus) sont rapidement digérés et augmentent rapidement la glycémie. Ce sont souvent des aliments transformés ou à base de farine blanche, comme les bonbons, les sodas, le pain blanc, etc. Les aliments avec un IG moyen (55-69) ont un effet plus modéré sur la glycémie, tandis que

ceux avec un IG bas (54 et moins) sont digérés lentement et entraînent une augmentation plus graduelle de la glycémie. Ce sont généralement des aliments riches en fibres, comme les légumes, les légumineuses, certains fruits, les céréales complètes, etc. Les aliments qui ne contiennent pas de glucides ont un IG de 0 comme les viandes.

**Impact sur la santé** :
La consommation d'aliments avec un IG élevé provoque un pic de glycémie qui induit un stockage des glucides sous forme de graisses, ceci est la cause principale de la prise de poids. Choisir des aliments à faible indice glycémique peut aider à maintenir une glycémie plus stable, ce qui peut être bénéfique pour la santé, en particulier pour les personnes atteintes de diabète ou celles qui cherchent à contrôler leur poids. Un régime alimentaire basé sur des aliments à IG bas peut également favoriser la satiété et réduire les fringales, ce qui peut aider à réguler l'appétit et à favoriser une alimentation équilibrée pour une obtenir une perte de poids ou une stabilisation durable du poids.

En résumé, l'indice glycémique est un outil indispensable pour comprendre comment les aliments affectent la glycémie et pour faire des choix alimentaires qui favorisent une meilleure santé et une bonne gestion du poids.

Pour pouvoir faire des repas équilibrés qui respectent les principes de l'IG bas, il faut connaître les bases de la nutrition que nous allons voir dans le prochain chapitre.

## 2. Les bases de la nutrition : les glucides, les lipides, les protéines

Pour maîtriser votre alimentation et bien gérer votre poids vous devez tout d'abord connaître ce que vous mangez.

Voici les bases de la nutrition concernant les principaux macronutriments : les glucides, les lipides et les protéines, avec des exemples pour chaque catégorie.

**Glucides** :
Les glucides sont la principale source d'énergie pour le corps.

Ils sont décomposés en glucose, qui est utilisé comme carburant pour alimenter les cellules et fournir de l'énergie pour les activités physiques et mentales. Les glucides sont également importants pour le bon fonctionnement du système nerveux central et constituent une source de fibres alimentaires, qui favorisent la santé digestive.

Ils se trouvent dans les aliments tels que les fruits, les légumes, les céréales, les légumineuses et les produits céréaliers.

Les glucides sont classés en deux catégories principales : les glucides simples (comme le sucre de table, les bonbons, les sodas) et les glucides complexes (comme les grains entiers, les légumineuses, le riz brun).

Exemples : pommes, bananes, patates douces, riz brun, pain complet.

Les glucides sont liés à l'indice glycémique (IG) qui, comme on a déjà vu, est une mesure de la vitesse à laquelle un aliment contenant des glucides augmente la glycémie (taux de sucre dans le sang) après avoir été consommé. Les aliments avec un IG élevé provoquent une augmentation rapide de la glycémie, tandis que ceux avec un IG bas provoquent une augmentation plus lente et plus soutenue de la glycémie.

Voyons les caractéristiques des différents types de glucides :

*Glucides simples* :
Les glucides simples se composent de molécules de sucre simples ou de paires de sucres, ce qui les rend faciles et rapides à digérer.

Ils ont tendance à avoir un indice glycémique élevé, car ils sont rapidement absorbés dans le sang, provoquant une augmentation rapide de la glycémie.

Exemples d'aliments à glucides simples : sucres de table, bonbons, sodas, miel, sirop d'érable, fruits très sucrés comme les dattes et les raisins.

En raison de leur IG élevé, les glucides simples peuvent entraîner des pics de glycémie suivis de chutes brutales, ce qui peut provoquer des fringales, des fluctuations d'énergie et une prise de poids.

*Glucides complexes* :
Les glucides complexes se composent de longues chaînes de molécules de sucre, ce qui les rend plus complexes à digérer et à absorber.

Ils ont tendance à avoir un indice glycémique plus bas, car ils prennent plus de temps à être décomposés et absorbés dans le sang, provoquant une augmentation plus lente et plus soutenue de la glycémie.

Exemples d'aliments à glucides complexes : céréales complètes (comme l'avoine, le quinoa, le riz brun), pains et pâtes complets, légumineuses (comme les haricots, les lentilles), fruits et légumes non féculents.

En raison de leur IG bas, les glucides complexes sont souvent recommandés pour favoriser une glycémie stable, réduire les fringales et fournir une énergie durable, ce qui permet de contrôler son poids.

En résumé, les glucides simples ont tendance à avoir un indice glycémique élevé en raison de leur structure moléculaire simple, tandis que les glucides complexes ont un indice glycémique plus bas en raison de leur structure moléculaire complexe. Les choix alimentaires qui favorisent les glucides complexes peuvent être bénéfiques pour maintenir une glycémie stable et promouvoir une bonne santé métabolique pour perdre du poids ou maintenir son poids.

**Lipides :**
Les lipides sont une source concentrée d'énergie et jouent un rôle vital dans la structure cellulaire, la production d'hormones et l'absorption des vitamines liposolubles. Ils sont impliqués aussi dans la régulation de la température corporelle.

Ils se trouvent dans les aliments tels que les huiles végétales, les noix, les graines, les avocats, les viandes, les poissons gras et les produits laitiers riches en matières grasses.

Les lipides sont classés en deux catégories principales : les graisses saturées (présentes dans les aliments d'origine animale comme le beurre, le fromage, la viande grasse) et les graisses insaturées (présentes dans les huiles végétales, les noix, les avocats, les poissons gras).

Exemples : huile d'olive, avocat, saumon, noix, graines de chia.

Voyons les caractéristiques des différents types de graisses.

*Graisses insaturées :*
Les graisses insaturées sont considérées comme des graisses saines pour le cœur.

Elles se trouvent principalement dans les huiles végétales telles que l'huile d'olive, de colza, de tournesol, de soja et de noix, ainsi que dans les avocats, les poissons gras, les noix et les graines.

Avantages pour la santé :

Les graisses insaturées peuvent aider à réduire le taux de cholestérol LDL (mauvais cholestérol) dans le sang, ce qui réduit le risque de maladies cardiovasculaires.

Elles sont riches en acides gras oméga-3 et oméga-6, qui ont des effets anti-inflammatoires et peuvent contribuer à la santé du cœur, du cerveau et de la peau.

Les graisses insaturées peuvent favoriser la satiété et aider à contrôler l'appétit, ce qui peut être bénéfique pour la gestion du poids.

Inconvénients pour la santé :

Bien que les graisses insaturées soient généralement considérées comme saines, elles sont toujours riches en calories, donc une consommation excessive peut contribuer à un apport calorique excessif et à un gain de poids si elles ne sont pas consommées avec modération.

*Graisses saturées* :

Les graisses saturées sont principalement présentes dans les produits d'origine animale tels que la viande grasse, le beurre, le fromage, la crème, ainsi que dans certaines huiles végétales comme l'huile de coco et l'huile de palme.

Avantages pour la santé :

Les graisses saturées sont une source concentrée d'énergie et contribuent à la satiété.

Elles sont importantes pour la structure cellulaire, la formation des hormones et l'absorption des vitamines liposolubles (A, D, E, K).

Inconvénients pour la santé :

Une consommation excessive de graisses saturées peut augmenter les niveaux de cholestérol LDL (mauvais cholestérol) dans le sang, ce qui peut augmenter le risque de maladies cardiovasculaires.

Les graisses saturées sont généralement associées à un risque accru de maladies cardiaques, de diabète de type 2 et d'autres problèmes de santé métabolique.

Elles sont également associées à un risque accru de prise de poids et d'obésité lorsqu'elles sont consommées en excès.

En résumé, les graisses insaturées sont considérées comme bénéfiques pour la santé cardiaque et peuvent être bénéfiques pour la gestion du poids lorsqu'elles sont consommées avec modération. En revanche, les graisses saturées peuvent contribuer à des problèmes de santé métabolique et de maladies cardiovasculaires lorsqu'elles sont consommées en excès. Il est donc recommandé de privilégier les graisses insaturées dans le cadre d'une alimentation équilibrée, tout en limitant la consommation de graisses saturées. Tout cela peut contribuer à une meilleure santé cardiovasculaire, à un poids corporel plus sain et à une réduction du risque de maladies chroniques.

**Protéines** :

Les protéines sont les éléments constitutifs de toutes les cellules, tissus et organes du corps. Elles sont essentielles pour la croissance, la réparation et le maintien des tissus musculaires, osseux, cutanés et autres. Les protéines jouent également un rôle dans de nombreux processus biologiques, notamment la synthèse des enzymes, des hormones et des anticorps, ainsi que dans le transport de substances dans le sang.

Elles se trouvent dans les aliments tels que la viande, la volaille, le poisson, les œufs, les produits laitiers, les légumineuses, les noix et les graines.

Les protéines sont composées d'acides aminés, dont certains sont essentiels et doivent être fournis par l'alimentation.

Exemples : poulet, tofu, yaourt grec, lentilles, amandes.

Les protéines ont des avantages et des inconvénients pour la santé et la perte de poids en fonction de leur provenance :

*Viande rouge :*

Avantages pour la santé :

La viande rouge est une bonne source de protéines de haute qualité, contenant tous les acides aminés essentiels nécessaires à la croissance et à la réparation musculaire.

Elle est également riche en nutriments tels que le fer, le zinc et la vitamine B12, qui sont importants pour la santé globale.

Inconvénients pour la santé :

La consommation excessive de viande rouge, en particulier de viande transformée comme les saucisses et les charcuteries, a été associée à un risque accru de maladies cardiovasculaires, de certains types de cancer et d'autres problèmes de santé.

La viande rouge est souvent plus riche en graisses saturées que d'autres sources de protéines, ce qui peut contribuer à un apport calorique excessif et à un gain de poids si elle est consommée en excès.

*Viande blanche (volaille) :*

Avantages pour la santé :

La viande blanche, comme le poulet et la dinde, est une source de protéines maigres qui est généralement plus faible en gras saturés que la viande rouge.

Elle est également riche en nutriments tels que le phosphore, le sélénium et les vitamines B, qui sont importants pour la santé des os, du système immunitaire et du métabolisme.

Inconvénients pour la santé :

La peau de la volaille est riche en graisses saturées, il est donc préférable de la retirer avant de consommer la viande.

Certains produits de volaille transformés, comme les nuggets de poulet ou les saucisses de dinde, peuvent contenir des additifs, des conservateurs et des quantités élevées de sodium, ce qui peut être nocif pour la santé lorsqu'ils sont consommés régulièrement.

Il faut privilégier les viandes blanches par rapport aux viandes rouges.

*Produits laitiers* :

<u>Avantages pour la santé :</u>

Les produits laitiers comme le lait, le yaourt et le fromage sont d'excellentes sources de protéines, de calcium et d'autres nutriments essentiels pour la santé des os et des dents.

Les protéines laitières sont de haute qualité et contiennent les neuf acides aminés essentiels nécessaires au corps.

<u>Inconvénients pour la santé :</u>

Certains produits laitiers peuvent être riches en matières grasses et en calories, en particulier les versions entières ou grasses.

Les personnes intolérantes au lactose ou allergiques aux produits laitiers doivent éviter ces aliments ou choisir des alternatives sans lactose.

*Poissons* :

<u>Avantages pour la santé :</u>

Le poisson est une excellente source de protéines de haute qualité, ainsi que d'acides gras oméga-3, qui sont bénéfiques pour la santé cardiaque, le cerveau et le système nerveux.

Les poissons gras comme le saumon, le maquereau et le thon sont particulièrement riches en acides gras oméga-3.

Le poisson est également une bonne source de divers nutriments, y compris le phosphore, le sélénium, les vitamines D et B12.

<u>Inconvénients pour la santé :</u>

Certains types de poissons peuvent contenir des niveaux élevés de mercure ou d'autres contaminants, en particulier les gros poissons prédateurs comme le thon rouge et l'espadon. Il est donc recommandé de limiter la consommation de ces poissons, en particulier pour les femmes enceintes et les jeunes enfants.

*Œufs* :

<u>Avantages pour la santé :</u>

Les œufs sont une source de protéines de haute qualité, contenant tous les acides aminés essentiels nécessaires au corps.

Ils sont également riches en nutriments tels que la vitamine D, la vitamine B12, le sélénium et la choline, qui sont importants pour la santé du cerveau, des os et du système nerveux.

<u>Inconvénients pour la santé :</u>

Les œufs sont riches en cholestérol, ce qui a conduit à des préoccupations concernant leur impact sur la santé cardiovasculaire. Cependant, des recherches récentes suggèrent que la consommation modérée d'œufs ne semble pas augmenter le risque de maladies cardiovasculaires pour la plupart des gens.

*Légumineuses* :

<u>Avantages pour la santé :</u>

Les légumineuses, comme les haricots, les lentilles et les pois chiches, sont d'excellentes sources de protéines végétales, de fibres, de fer et d'autres nutriments essentiels.

Elles sont riches en fibres alimentaires, ce qui peut favoriser la satiété, réguler la glycémie et favoriser la santé digestive.

<u>Inconvénients pour la santé :</u>

Certaines légumineuses peuvent être difficiles à digérer pour certaines personnes, ce qui peut entraîner des gaz et des ballonnements. Il est recommandé de les préparer correctement en les trempant et en les cuisant adéquatement pour faciliter la digestion.

*Fruits secs* :

<u>Avantages pour la santé :</u>

Les fruits secs, tels que les amandes, les noix de cajou, les noix et les graines, sont une bonne source de protéines, de fibres, de graisses insaturées et de divers autres nutriments, y compris les vitamines et les minéraux.

Ils sont riches en antioxydants, ce qui peut aider à protéger les cellules contre les dommages causés par les radicaux libres.

Inconvénients pour la santé :

Les fruits secs sont caloriques et peuvent être faciles à consommer en excès, ce qui peut contribuer à un apport calorique excessif et à un gain de poids s' ils sont consommés en grande quantité.

En général, toutes ces sources de protéines peuvent faire partie d'une alimentation saine et équilibrée lorsqu'elles sont consommées avec modération et dans le cadre d'un régime varié. Il est recommandé de varier les sources de protéines pour obtenir une gamme complète de nutriments et de bénéfices pour la santé. Pour la perte de poids, il est important de choisir des protéines maigres et de surveiller la taille des portions afin de maintenir un apport calorique adéquat tout en favorisant la satiété et la préservation de la masse musculaire.

Il est important de consommer une variété d'aliments provenant de chaque groupe alimentaire pour obtenir tous les nutriments nécessaires à une bonne santé. Les glucides fournissent de l'énergie, les lipides sont essentiels pour le bon fonctionnement du corps et les protéines sont les éléments constitutifs des tissus et des muscles. En équilibrant ces nutriments dans votre alimentation, vous pouvez maintenir une santé optimale et répondre aux besoins énergétiques de votre corps tout en contrôlant votre poids.

Voyons maintenant dans quelles proportions consommer les glucides, les lipides et les protéines.

La proportion idéale de macronutriments dans une alimentation équilibrée peut varier en fonction des besoins individuels, du niveau d'activité physique, des objectifs de santé et d'autres facteurs. Cependant, voici quelques lignes directrices générales basées sur les recommandations nutritionnelles :

**Glucides** : Les glucides devraient constituer environ 45 à 65 % de votre apport calorique total quotidien. Cela signifie que la majorité de vos calories devraient provenir des glucides. Il est important de privilégier les sources de glucides complexes à indice glycémique bas, comme les grains entiers, les fruits, les légumes et les légumineuses, plutôt que les glucides simples à indice glycémique élevé comme les bonbons et les sodas.

**Lipides** : Les lipides devraient représenter environ 20 à 35 % de votre apport calorique total quotidien. Il est recommandé de privilégier les graisses insaturées, comme celles que l'on trouve dans les huiles végétales, les noix, les graines, les avocats et les poissons gras, tout en limitant les graisses saturées et les graisses trans. Une bonne pratique est de consommer un tiers de graisses saturées pour deux tiers de graisses insaturées.

**Protéines** : Les protéines devraient constituer environ 10 à 35 % de votre apport calorique total quotidien. Assurez-vous d'inclure une variété de sources de protéines dans votre alimentation, notamment des viandes maigres, de la volaille, du poisson, des œufs, des produits laitiers faibles en matières grasses, des légumineuses, des noix et des graines.

Des proportions courantes pour une alimentation équilibrée sont 50% de glucides, 30% de lipides et 20% de protéines. Il n'est pas nécessaire que chacun de vos repas respecte ces proportions, il suffit d'atteindre ces proportions à la fin de chaque journée et de chaque semaine. Si vous consommez un excès d'un des trois nutriments pendant un repas, vous pouvez équilibrer en réduisant la consommation du nutriment en excès aux prochains repas. Nous verrons dans un prochain chapitre une application mobile qui vous permettra de faire ce suivi facilement.

Il est important de noter que ces pourcentages sont des recommandations générales et peuvent varier en fonction des besoins individuels. Par exemple, les personnes très actives ou celles qui cherchent à augmenter leur masse musculaire peuvent avoir besoin d'un apport en protéines légèrement plus élevé, tandis que les personnes suivant un régime alimentaire spécifique pour des raisons médicales peuvent avoir des besoins différents en glucides, en lipides et en protéines.

La clé d'une alimentation équilibrée est la variété et la modération. En incluant une variété d'aliments nutritifs provenant de chaque groupe alimentaire et en respectant les proportions recommandées, vous pouvez fournir à votre corps les nutriments dont il a besoin pour fonctionner de manière optimale.

Nous allons voir comment consommer les glucides, lipides et protéines au cours des différents repas.

Répartir judicieusement la consommation de glucides, de protéines et de lipides tout au long de la journée peut contribuer à maintenir des niveaux d'énergie stables, à favoriser la satiété et à soutenir une nutrition équilibrée. Voici quelques conseils pour une répartition optimale des macronutriments pour chacun des trois repas quotidiens.

**Petit-déjeuner** :
Il est recommandé de consommer un petit-déjeuner copieux et équilibré pour démarrer votre métabolisme et fournir de l'énergie pour la journée.

*Glucides* : Optez pour des glucides à IG bas tels que les céréales complètes, les flocons d'avoine ou les fruits frais.

*Protéines* : Intégrez des protéines maigres comme les œufs, le yaourt grec, le fromage cottage ou le tofu pour favoriser la satiété et soutenir la construction musculaire.

*Lipides* : Ajoutez des graisses saines telles que les avocats, les noix, les graines ou l'huile d'olive pour une énergie durable et une absorption optimale des vitamines liposolubles.

## Déjeuner :

Il est recommandé de consommer votre plus gros repas de la journée à ce moment-là, lorsque votre métabolisme est le plus actif.

*Glucides* : Choisissez des sources de glucides à IG bas comme les céréales complètes, le riz brun, le quinoa, les légumineuses et les fruits pour fournir de l'énergie durable.

*Protéines* : Incluez des protéines maigres telles que le poulet grillé, le poisson, le tofu, les légumineuses ou les œufs pour soutenir la satiété et la récupération musculaire.

*Lipides* : Ajoutez des graisses insaturées comme les avocats, les graines, les noix, les amandes ou l'huile d'olive pour augmenter la satiété et favoriser l'absorption des nutriments.

## Dîner :

Le dîner devrait être plus léger que le déjeuner, avec une préférence pour des aliments faciles à digérer. Évitez les repas lourds et riches en graisses tard dans la soirée, car cela peut perturber votre sommeil et votre digestion.

*Glucides* : Optez pour des sources de glucides à IG bas comme les légumes non féculents, les légumineuses, le quinoa ou le riz complet pour soutenir un sommeil réparateur..

*Protéines* : Intégrez des protéines maigres comme le poulet, la dinde, le poisson, les œufs, les légumineuses ou le tofu pour favoriser la récupération musculaire et le maintien de la masse musculaire pendant la nuit.

*Lipides* : Limitez les graisses saturées et privilégiez les graisses insaturées comme celles trouvées dans les avocats, les noix, les graines ou l'huile d'olive pour une digestion plus légère avant le coucher.

En général, essayez de répartir vos macronutriments de manière équilibrée à chaque repas, en vous assurant de choisir des aliments riches en nutriments et en évitant les aliments transformés riches en sucres ajoutés et en gras saturés. Adapter ces recommandations à vos besoins individuels et à vos préférences alimentaires peut également être bénéfique.

Nous avons vu les bases de la nutrition avec les glucides, les lipides et les protéines qui composent les aliments et dans quelles proportions les consommer. Nous allons voir en particulier dans le prochain chapitre l'importance de l'indice glycémique.

# 3. L'importance de l'indice glycémique

## 3.1. L'indice glycémique et son impact sur la santé et le poids

Nous allons voir dans quelles mesures l'indice glycémique agit sur le poids.

Lorsqu'on ne fait pas attention à l'indice glycémique des aliments, cela peut contribuer à la prise de poids de plusieurs manières.

**Pic de glycémie et stockage des graisses** :
Les aliments à indice glycémique élevé, comme les aliments riches en sucre et en farine blanche, sont digérés rapidement, ce qui entraîne un pic de glycémie dans le sang. En réponse à ce pic de sucre dans le sang, le pancréas sécrète de l'insuline pour aider à transporter le glucose dans les cellules pour une utilisation immédiate ou pour le stocker sous forme de graisse. Un excès d'insuline peut favoriser le stockage des graisses, ce qui peut contribuer à la prise de poids, en particulier lorsqu'il est associé à une consommation excessive de calories.

**Fringales et surconsommation** :
Les aliments à indice glycémique élevé ont tendance à être moins rassasiants et peuvent entraîner des pics et des chutes de glycémie, ce qui peut provoquer des fringales et des envies de manger plus fréquentes. Cela peut conduire à une surconsommation calorique, car vous pouvez être tenté de manger davantage pour combler ces fringales, ce qui peut contribuer à un gain de poids.

**Impact sur le métabolisme :**

Les fluctuations rapides de la glycémie et de l'insuline peuvent perturber le métabolisme et favoriser le stockage des graisses. De plus, une alimentation riche en aliments à indice glycémique élevé peut entraîner une résistance à l'insuline, où les cellules deviennent moins sensibles à l'insuline, ce qui peut entraîner une augmentation de la production d'insuline pour maintenir des niveaux de sucre dans le sang normaux, favorisant ainsi le stockage des graisses.

En résumé, ne pas faire attention à l'indice glycémique des aliments peut contribuer à la prise de poids en favorisant le stockage des graisses, en augmentant les fringales et la surconsommation, et en perturbant le métabolisme. En choisissant des aliments à indice glycémique bas, on peut aider à réguler la glycémie, favoriser la satiété et contrôler le poids corporel de manière plus efficace.

## 3.2.    La charge glycémique

Nous allons voir maintenant la charge glycémique (CG) qui est un indice faisant un lien entre l'indice glycémique et la quantité de glucides d'un aliment.

Pour illustrer le concept, prenons l'exemple de la pomme qui a un IG bas de 38. Bien que son IG est bas, vous ne pouvez pas manger un repas complet avec 1 kg de pomme car dans ce cas vous aurez une charge glycémique très élevée qui va provoquer un pic de glycémie et ainsi un stockage sous forme de graisse. Voyons cela plus en détail.

**Principe de base :**

La charge glycémique (CG) est un indice qui prend en compte à la fois la quantité de glucides dans un aliment et son indice glycémique pour prévoir son impact sur la glycémie (taux de sucre dans le sang).

*Quantité de glucides* : La charge glycémique prend en compte la quantité de glucides dans une portion d'aliment. Plus une portion d'aliment contient de glucides, plus sa charge glycémique sera élevée.

*Effet sur la glycémie* : En plus de la quantité de glucides, la charge glycémique tient également compte de la qualité des glucides et de leur impact sur la glycémie avec leur indice glycémique. Certains aliments à forte teneur en glucides peuvent avoir un impact plus important sur la glycémie que d'autres, même s'ils contiennent une quantité similaire de glucides, en fonction de leur indice glycémique.

## Comment calculer la charge glycémique :

La charge glycémique d'un aliment est calculée en multipliant l'indice glycémique (IG) de l'aliment par la quantité de glucides dans une portion, puis en divisant le résultat par 100. La formule mathématique est la suivante :

$$CG = \frac{IG \times Qg}{100}$$

Avec CG pour la Charge Glycémique, IG pour l'Indice Glycémique et Qg pour la Quantité de glucides consommés en grammes.

Rassurez-vous, vous n'allez pas avoir besoin de calculer la CG de tout ce que vous mangez. Ce calcul est donné seulement pour vous expliquer le concept. Si vous voulez connaître la charge glycémique des aliments, il existe des applications mobiles et des listes sur internet (cherchez "charge glycémique [nom d'un aliment]").

## Interprétation de la charge glycémique :

CG Faible (1 à 10) : Les aliments avec une charge glycémique faible ont un impact minimal sur la glycémie. Ils sont souvent recommandés pour stabiliser la glycémie et maintenir un poids santé.

CG Moyenne (11 à 19) : Les aliments avec une charge glycémique moyenne ont un impact modéré sur la glycémie. Ils peuvent être consommés avec modération dans le cadre d'une alimentation équilibrée.
CG Élevée (20 et plus) : Les aliments avec une charge glycémique élevée ont un impact significatif sur la glycémie. Ils peuvent entraîner des pics de glycémie et sont souvent associés à un risque accru de maladies métaboliques et de prise de poids.

**Exemple :**
Prenons l'exemple d'une pomme de taille moyenne avec un indice glycémique de 38 et environ 20 grammes de glucides. Pour calculer sa charge glycémique :

$$CG = \frac{38 \times 20}{100} = 7,6$$

Cela signifie que la charge glycémique d'une pomme de taille moyenne est d'environ 7.6, ce qui est considéré comme faible.

Pour comparer, calculons la charge glycémique pour 1 kg de pommes qui contient environ 140 g de glucides.

Pour calculer la charge glycémique d'un kilogramme de pommes, nous utilisons la même formule :

$$CG = \frac{38 \times 140}{100} = 53,2$$

Donc, la charge glycémique d'un kilogramme de pommes est d'environ 53,2. Ce qui est très élevé.

**Comparaison des effets de la charge glycémique :**
Dans le premier cas, en consommant une pomme, la charge glycémique est relativement faible, ce qui signifie que la réponse

glycémique de l'organisme à la consommation de la pomme est modérée.

Dans le deuxième cas, en consommant un kilogramme de pommes, la charge glycémique est beaucoup plus élevée, ce qui signifie que la réponse glycémique de l'organisme à la consommation d'autant de pommes est beaucoup plus importante.

En résumé, même si les pommes ont un indice glycémique relativement bas, la quantité consommée peut avoir un impact significatif sur la charge glycémique et le pic glycémique. Il est donc important de prendre en compte à la fois la quantité et la qualité des glucides consommés pour maintenir une glycémie stable et favoriser une meilleure santé métabolique.

Toujours par rapport à la charge glycémique, certains aliments, bien qu'ayant un indice glycémique bas, peuvent contenir une quantité importante de glucides, ce qui peut contribuer à un pic de glycémie et au stockage de graisse si consommés en grande quantité. Par exemple :

*Riz basmati* : Bien que le riz basmati ait un indice glycémique relativement bas, il contient une quantité significative de glucides par portion, ce qui peut entraîner un pic de glycémie si consommé en grande quantité.

*Pommes de terre douces* : Les patates douces ont un indice glycémique modéré mais contiennent une quantité importante de glucides, ce qui peut affecter la glycémie si consommées en grandes portions.

Enfin, il est important de noter que la réponse glycémique à un aliment peut varier d'une personne à l'autre en fonction de facteurs individuels tels que la sensibilité à l'insuline, le métabolisme et d'autres facteurs génétiques et physiologiques. Ce qui peut être bien toléré par une personne peut ne pas l'être par une autre, et vice versa.

Pour conclure, la charge glycémique est un outil utile pour évaluer l'impact des aliments sur la glycémie. Elle prend en compte à la fois la quantité de glucides dans un aliment et leur qualité, ce qui permet d'avoir une meilleure compréhension de leur effet sur la santé métabolique. Ainsi il faut varier les aliments d'un repas pour abaisser sa charge glycémique et il est important de prendre en compte la quantité consommée, la combinaison d'aliments et la sensibilité individuelle pour maintenir une glycémie stable, favoriser une meilleure santé métabolique et bien gérer son poids.

On a vu que vous devez faire attention à la quantité des aliments que vous mangez même si ils ont un IG bas et que vous ne pouvez pas manger une quantité en excès d'un aliment à IG bas car sa charge glycémique sera élevé mais la bonne nouvelle c'est que vous pouvez manger une petite quantité d'un aliment à IG élevé qui vous fait plaisir car sa charge glycémique sera faible surtout quand il est consommé pendant un repas. Nous verrons dans un prochain chapitre comment réduire les effets de l'IG et de la charge glycémique.

Avant cela, nous allons voir dans le chapitre suivant comment différents types de régimes utilisent le principe de l'indice glycémique.

# 4.  Les différents types de régime

Nous allons voir les principes de plusieurs types de régime pour comprendre quel est leur lien avec l'indice glycémique.

Voici cinq régimes alimentaires et techniques populaires pour perdre du poids :

**Régime méditerranéen** :
Ce régime met l'accent sur la consommation d'aliments riches en fibres, comme les fruits, les légumes, les céréales complètes, les légumineuses, les noix et les graines, ainsi que sur les graisses saines, telles que l'huile d'olive et les poissons gras. Il inclut également une consommation modérée de viande maigre et de produits laitiers. Ce régime est associé à une réduction du risque de maladies cardiovasculaires et peut aider à perdre du poids.

**Régime cétogène** :
Ce régime très faible en glucides, riche en protéines et graisses, encourage le corps à entrer en état de cétose, où il brûle les graisses comme source principale d'énergie. Les aliments autorisés comprennent les viandes, les poissons, les œufs, les avocats, les noix et les graines, ainsi que les légumes à faible teneur en glucides. Ce régime peut entraîner une perte de poids rapide, mais il peut être difficile à suivre à long terme et peut avoir des effets secondaires tels que la fatigue et la constipation.

**Régime végétalien** :
Ce régime exclut tous les produits d'origine animale et met l'accent sur les fruits, les légumes, les céréales complètes, les légumineuses, les noix et les graines. Il est généralement riche en

fibres, en vitamines et en minéraux, et peut favoriser la perte de poids lorsqu'il est bien équilibré. Cependant, il nécessite une planification soignée pour s'assurer de consommer tous les nutriments nécessaires.

**Régime de jeûne intermittent** :
Ce régime implique d'alterner les périodes de jeûne et de prise alimentaire. Par exemple, certaines personnes choisissent de jeûner pendant 16 heures par jour et de manger pendant une fenêtre de 8 heures, tandis que d'autres optent pour des jours de jeûne complet alternés avec des jours de prise alimentaire normale. Le jeûne intermittent peut aider à réduire les calories consommées et à favoriser la perte de poids, mais il peut ne pas convenir à tout le monde et nécessite une supervision appropriée.

**Régime à faible indice glycémique** :
Ce régime consiste à choisir des aliments qui ont un impact minimal sur la glycémie, ce qui peut aider à réguler l'appétit et à favoriser une perte de poids. Il met l'accent sur les aliments riches en fibres, en protéines et en graisses saines, comme les légumes, les fruits à faible indice glycémique, les céréales complètes, les légumineuses, les noix et les graines.

En regardant les principes alimentaires de tous les régimes, on peut remarquer qu'ils limitent tous la consommation des aliments à indice glycémique élevé car c'est la clé qui permet de contrôler le poids. Cependant tous ceux qui vous vendent ces régimes ne vous parlent jamais de l'indice glycémique, ils se contentent de vous dire ce qu'il faut manger ou pas ou de vous vendre des repas déjà prêts en vous gardant dans l'ignorance, ce qui vous empêche de contrôler votre poids une fois que vous arrêtez leur régime et vous risquez ainsi de reprendre du poids en reprenant vos habitudes alimentaires. On comprend donc que ce qui nous fait prendre du poids c'est l'ignorance de ce qu'on mange et nos mauvaises habitudes alimentaires induites, en corrigeant ces 2 choses on peut reprendre le contrôle de notre alimentation et de notre poids en faisant attention à l'indice glycémique des aliments.

On peut aussi constater que tous les régimes fonctionnent mais seulement tant qu'on les suit. Chaque régime peut être plus ou moins difficile à suivre sur le long terme en fonction des restrictions qu'il impose, ce qui peut mener à l'abandon du régime et à une reprise de poids assurée.

Ainsi pour perdre du poids de façon durable il ne faut pas suivre un régime particulier mais corriger son alimentation en faisant seulement attention à l'indice glycémique et à la quantité des aliments que nous mangeons, prendre cette habitude et la conserver pour toujours.

# 5. Les avantages d'un régime à indice glycémique bas

Nous allons voir les avantages d'un régime à indice glycémique bas par rapport aux autres régimes.

Comme on a déjà vu, un régime à indice glycémique bas se concentre sur la consommation d'aliments qui ont un impact minimal sur la glycémie (taux de sucre dans le sang) après avoir été consommés, ce qui a tous les avantages suivants.

**Éviter les pics de glycémie :**
Les aliments à indice glycémique bas sont digérés et absorbés plus lentement, ce qui entraîne une libération plus lente de glucose dans le sang et évite les pics de glycémie suivis de baisses brutales.

**Stabilité de la glycémie :**
En choisissant des aliments à indice glycémique bas, vous pouvez maintenir une glycémie stable tout au long de la journée, ce qui peut aider à prévenir les fringales et les baisses d'énergie.

**Contrôle de l'appétit :**
Les aliments à indice glycémique bas favorisent la satiété et peuvent aider à contrôler l'appétit, ce qui peut faciliter la gestion du poids en réduisant la surconsommation alimentaire.

**Gestion du poids :**
Un régime à indice glycémique bas peut aider à perdre du poids ou à maintenir un poids santé en favorisant la combustion des graisses et en réduisant le stockage des graisses.

**Amélioration de la sensibilité à l'insuline :**
En réduisant les pics de glycémie, un régime à indice glycémique bas peut améliorer la sensibilité à l'insuline, ce qui peut aider à prévenir le développement du diabète de type 2 et à réguler la glycémie chez les personnes atteintes de cette maladie.

**Réduction du risque de maladies chroniques :**
Un régime à indice glycémique bas est associé à un risque réduit de maladies chroniques telles que les maladies cardiovasculaires, le diabète de type 2 et certains types de cancer.

**Stabilisation de l'humeur :**
La stabilité de la glycémie peut également avoir un impact positif sur l'humeur et la cognition, en réduisant les fluctuations de l'énergie et en favorisant une humeur plus stable et équilibrée.

En résumé, un régime à indice glycémique bas offre de nombreux avantages pour la santé, notamment la stabilité de la glycémie, le contrôle de l'appétit, la gestion du poids, l'amélioration de la sensibilité à l'insuline, la réduction du risque de maladies chroniques et la stabilisation de l'humeur. Il peut être particulièrement bénéfique pour les personnes cherchant à maintenir une glycémie stable, à perdre du poids ou à prévenir les maladies métaboliques. De plus le régime à indice glycémique bas n'est pas qu'un régime parmi d'autres, en réalité c'est une méthode d'alimentation qui peut être suivie à vie pour vous garantir le maintien d'un poids idéal et une bonne santé.

Dans le prochain chapitre, nous allons commencer à mettre en pratique tout ce que nous avons vu jusqu'ici.

# 6. Commencez votre régime à IG bas

Nous avons vu jusqu'ici les bases de la nutrition et de l'indice glycémique, nous allons maintenant voir comment mettre en pratique tout cela pour vous aider à perdre du poids.

Nous allons tout d'abord voir comment faire pour savoir si vous avez besoin de perdre du poids, ensuite comment calculer vos besoins nutritionnels puis comment faire une analyse de vos habitudes alimentaires et enfin comment corriger votre alimentation en suivant le principe de l'indice glycémique.

## 6.1. Calcul de votre IMC

Pour savoir si vous avez besoin de perdre du poids, vous devez tout d'abord calculer votre IMC.

L'Indice de Masse Corporelle (IMC) est un outil couramment utilisé pour évaluer le poids corporel d'une personne en fonction de sa taille. C'est un indicateur simple qui permet d'estimer si une personne a un poids santé, un poids insuffisant, un surpoids ou une obésité. Voici comment le calculer et l'interpréter.

**Calcul de l'IMC :**
L'IMC se calcule en divisant le poids (en kilogrammes) par le carré de la taille (en mètres). La formule mathématique est la suivante :

$$IMC = \frac{Poids}{Taille^2}$$

Avec le Poids en kg et la Taille en mètres.

## Interprétation de l'IMC :

Une fois que vous avez calculé votre IMC, vous pouvez l'interpréter selon les catégories générales suivantes :

*IMC inférieur à 18,5* : Poids insuffisant.
Cela peut indiquer une insuffisance pondérale, ce qui peut être associé à un risque accru de malnutrition et de problèmes de santé connexes.
*IMC entre 18,5 et 24,9* : Poids normal.
Cela indique un poids considéré comme sain par rapport à votre taille.
*IMC entre 25,0 et 29,9* : Surpoids.
Cela indique un excès de poids par rapport à votre taille, ce qui peut augmenter le risque de problèmes de santé tels que les maladies cardiovasculaires et le diabète de type 2.
*IMC de 30,0 ou plus* : Obésité.
Cela indique un excès de poids important par rapport à votre taille, ce qui peut augmenter considérablement le risque de maladies chroniques telles que les maladies cardiaques, l'hypertension artérielle, le diabète de type 2 et certains types de cancer.

## Déterminer votre poids santé :

A partir de la formule de calcul de l'IMC vous pouvez aussi déterminer un poids à atteindre qui correspond à un IMC correct entre 18,5 et 24,9 :

$$Poids = IMC \times Taille^2$$

Pour une personne qui mesure 1m70 et qui veut avoir un IMC de 23, son poids santé sera de 66,5 kg.

$$Poids = 23 \times 1,7^2 = 66,5 \ kg$$

Il est important de noter que l'IMC est un outil de dépistage et ne tient pas compte de la répartition de la graisse corporelle. Certaines personnes, comme les athlètes très musclés, peuvent avoir un IMC élevé en raison de leur masse musculaire, ce qui ne reflète pas nécessairement un excès de graisse corporelle. De même, certaines personnes peuvent avoir un IMC normal mais un pourcentage de graisse corporelle élevé, ce qui peut être associé à un risque accru de problèmes de santé.

En résumé, l'IMC est un outil utile pour évaluer le poids d'une personne, mais il doit être utilisé avec d'autres mesures, telles que la mesure du tour de taille et l'évaluation de la composition corporelle, pour obtenir une image plus complète de la santé métabolique et du risque de maladies chroniques.

**Mesure du tour de taille :**
La mesure du tour de taille est réalisée dans ces conditions :
- sans vêtements, directement sur la peau ;
- debout les pieds joints, avec les bras relâchés de chaque côté du corps ;
- à la fin d'une expiration normale ;
- en plaçant un mètre ruban horizontalement, à mi-distance entre la partie inférieure de la dernière côte et la partie la plus haute de l'os du bassin.

Le tour de taille est jugé trop élevé s'il est supérieur ou égal à 80 cm pour une femme et 94 cm pour un homme.

En calculant votre IMC et en mesurant votre tour de taille, vous pouvez savoir si vous avez besoin de corriger votre alimentation pour perdre du poids. Le calcul de votre poids santé vous donnera votre objectif de poids à atteindre.

## 6.2. Calcul de vos besoins nutritionnels

On a vu que pour gérer votre poids vous devez consommer en majorité des aliments à IG bas ou nul dans vos repas. Nous allons voir maintenant comment évaluer les quantités d'aliments que vous devez consommer par jour pour éviter les excès.

Pour connaître vos besoins nutritionnels, il faut effectuer le calcul des calories dont vous avez besoin par rapport à votre métabolisme de base et votre activité physique. Nous allons voir comment calculer cela pour comprendre le principe de fonctionnement mais dans la partie suivante vous verrez un moyen plus rapide et pratique de calculer votre nombre de calories à consommer pour perdre du poids grâce à une application mobile.

Les calories sont une unité de mesure de l'énergie contenue dans les aliments et utilisée par le corps pour fonctionner. Le principe de base est que pour maintenir un poids stable, l'énergie consommée par le biais de l'alimentation doit équilibrer l'énergie dépensée par le corps. Si vous consommez plus de calories que vous n'en brûlez, vous prendrez du poids, et si vous en consommez moins, vous perdrez du poids.

Le calcul des calories est basé sur les besoins énergétiques individuels, qui varient en fonction de facteurs tels que le métabolisme de base, le niveau d'activité physique, le sexe, l'âge et la composition corporelle. Voici les étapes pour calculer vos besoins caloriques.

Il faut d'abord calculer votre Métabolisme de Base (MB) qui représente la quantité d'énergie dont le corps a besoin pour maintenir ses fonctions vitales au repos, telles que la respiration, la circulation sanguine, la régulation de la température corporelle et le fonctionnement des organes. Le calcul du métabolisme de base est généralement effectué à l'aide de formules basées sur des facteurs tels que le poids, la taille, l'âge et le sexe. Il existe plusieurs formules qui donnent des résultats proches mais une formule couramment utilisée est l'équation de Harris-Benedict (version réévaluée par Roza et Shizgal en 1994), qui varie en fonction du sexe :

*Pour les hommes :*
   MB = 88,362 + (13,397 x Poids) + (4,799 x Taille) - (5,677 x Âge)

*Pour les femmes :*
   MB = 447,593 + (9,247 x Poids) + (3,098 x Taille) - (4,330 x Âge)

Avec le Poids en kg, la Taille en cm et l'Âge en années.
Vous obtenez un résultat en kcal ou Calories (se sont 2 unités de mesures identiques) qui correspond au nombre de calories que votre corps utilise pour son fonctionnement de base.

Une fois que vous avez calculé votre métabolisme de base, vous pouvez déterminer vos besoins énergétiques totaux en prenant en compte votre Niveau d'Activité Physique (NAP).
Il existe plusieurs niveaux d'activité qui déterminent le facteur de correction à appliquer au métabolisme de base :

*Sédentaire* : Votre NAP sera 1,2.
Peu ou pas d'exercice (moins de 30 minutes d'activité physique par jour), travail de bureau, style de vie principalement sédentaire.
*Légèrement actif* : Votre NAP sera 1,4.
Exercice léger (1 à 3 jours par semaine ou 1 heure d'activité physique par jour), travail principalement debout.
*Modérément actif* : Votre NAP sera 1,6.
Exercice modéré (3 à 5 jours par semaine ou 2 heures d'activité physique par jour), travail actif ou physique.
*Très actif* : Votre NAP sera 1,8.
Exercice intense (6 à 7 jours par semaine), travail physique intense ou activité sportive intense.

Pour calculer le total de vos Dépenses Énergétiques Journalières (DEJ), multipliez votre métabolisme de base (MB) par le facteur de correction correspondant à votre niveau d'activité physique (NAP).

$$DEJ = MB \times NAP$$

Par exemple, si votre métabolisme de base est de 1500 Calories et que vous êtes modérément actif, vos besoins énergétiques totaux seront de 1500 x 1,6 = 2400 Calories par jour.

Une fois que vous connaissez votre dépense énergétique journalière vous pouvez ajuster votre apport calorique par rapport à celle-ci en fonction de votre objectif de poids : Pour perdre du poids, visez un déficit calorique en consommant moins de calories que vous n'en brûlez (vous pouvez réduire votre consommation de calories de 5 à 15% par rapport à votre DEJ). Pour prendre du poids, visez un excédent calorique en consommant plus de calories que vous n'en brûlez (vous pouvez augmenter votre consommation de calories de 5 à 15% par rapport à votre DEJ). Pour maintenir votre poids stable, essayez de consommer autant de calories que vous en brûlez.
Ce comptage des calories vient compléter le suivi de l'indice glycémique ce qui va vous permettre de savoir quoi manger et en quelle quantité pour optimiser votre perte de poids.

Surveillez attentivement l'évolution de votre poids et ajustez votre apport calorique en fonction de vos progrès et de vos objectifs. Soyez réaliste, patient et indulgent, car la perte ou la prise de poids durable prend du temps. Surtout lorsque vous commencez à changer vos apports caloriques, la perte de poids n'est pas immédiate et peut se déclencher après plusieurs jours ou même semaines, le temps que le corps s'adapte au changement, il faut donc persévérer malgré un poids qui stagne ou augmente même.

Il est important de noter que ces calculs ne sont que des estimations et que les besoins énergétiques individuels peuvent varier en fonction de nombreux facteurs, y compris la composition corporelle, le niveau de stress, les conditions médicales et génétiques, entre autres. Il est donc recommandé de consulter un professionnel de la santé ou un nutritionniste pour obtenir une évaluation personnalisée plus précise de vos besoins énergétiques.

Comme on a déjà vu avec l'indice glycémique, il est important de se rappeler que la qualité des calories compte également. Il faut consommer des aliments nutritifs et équilibrés avec un indice glycémique bas, riches en nutriments essentiels tels que les protéines, les glucides complexes, les graisses saines, les vitamines et les minéraux, plutôt que des aliments transformés ou avec un indice glycémique élevé.

Rassurez-vous, vous n'allez pas être obligé de faire tous ces calculs vous-mêmes car nous allons voir dans la prochaine partie une application mobile qui fait tout cela pour vous. Elle va vous permettre de faire le suivi de vos apports caloriques et nutritionnels en tenant un journal alimentaire. Elle vous permettra de suivre votre alimentation et aussi votre activité physique.
Ce suivi est important car il a été démontré que les personnes qui tiennent un journal alimentaire perdent plus facilement du poids que les autres.

## 6.3.   Votre journal alimentaire avec Fatsecret

Nous allons voir comment utiliser Fatsecret, une application mobile gratuite qui va vous permettre de faire facilement et rapidement le suivi de votre alimentation et de votre activité physique par rapport à votre objectif de perte de poids, c'est le but principal de Fatsecret mais elle a d'autres fonctions bien utiles.

Cette application fonctionne sur les mobiles et tablettes Android ou Apple. Vous pouvez y accéder aussi par le site web https://www.fatsecret.fr/ mais le plus pratique reste de l'utiliser sur mobile pour l'avoir toujours à portée de main.

Sur Fatsecret, vous trouverez aussi les informations nutritionnelles sur tous les aliments et tous les produits alimentaires du commerce ainsi que des recettes de plats délicieux. Fatsecret vous donne aussi accès à une communauté où vous pouvez suivre les progrès des autres utilisateurs qui veulent perdre du poids et partager vos progrès pour vous motiver, ceci sera une autre aide importante pour votre perte de poids.

Nous allons utiliser Fatsecret pour calculer votre VQR (Valeur Quotidienne Recommandée) qui correspond aux nombres de Calories à consommer par jour pour atteindre votre objectif de poids, saisir vos apports nutritionnels à chaque repas, saisir votre activité physique et faire le suivi de l'évolution de votre poids.
Rassurez-vous, l'utilisation de Fatsecret est facile et la saisie prend moins de 5 minutes par repas.

Les ronds sur les captures d'écran suivantes indiquent les fonctions à utiliser dans Fatsecret.

**Installation de Fatsecret :**
Nous allons voir comment installer l'application Fatsecret sur un smartphone Android en passant par le Play store, c'est le même principe pour l'installer sur une tablette ou un smartphone Apple en passant par l'App store.

Accédez à l'application Play store qui est déjà installée sur votre smartphone.

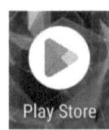

Cherchez "Fatsecret" dans le champ de recherche de Play store et validez.

Appuyez sur le bouton "Installer".
Si un message vous demande de terminer la configuration de votre compte, appuyez sur "Continuer" puis sur "Ignorer".

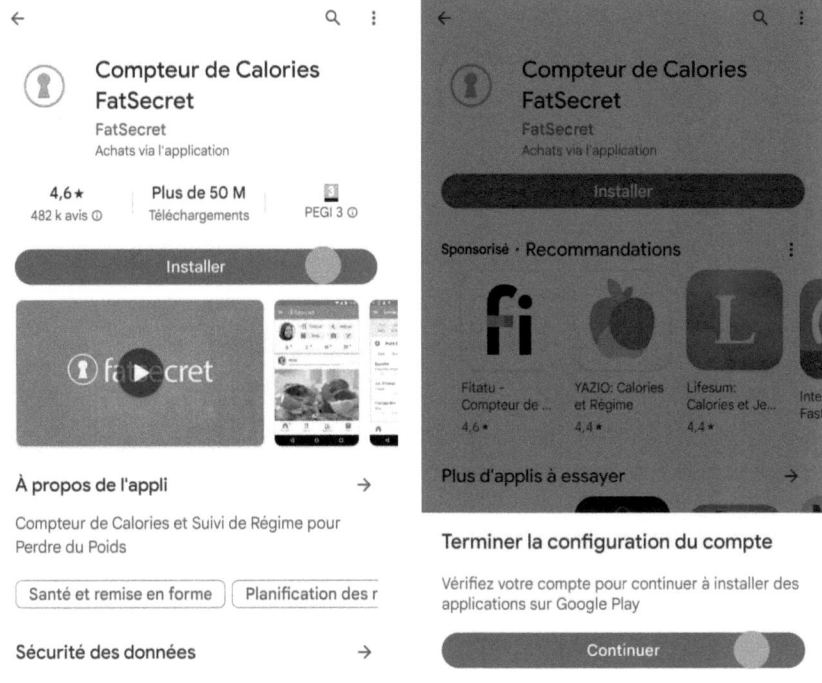

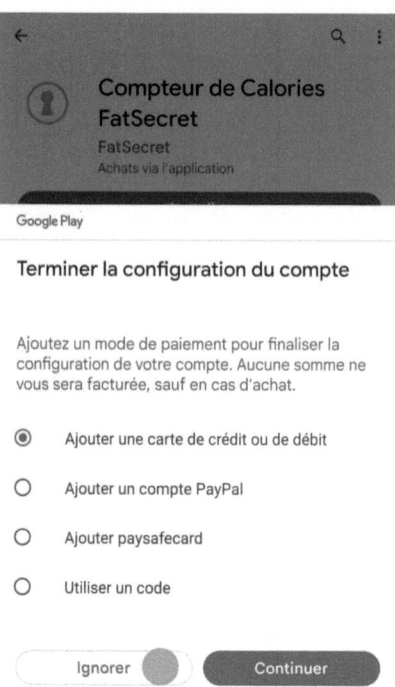

Patientez quelques minutes pour que Fatsecret soit installé sur votre smartphone.

Dès que l'installation est terminée, une icône Fatsecret est ajoutée sur l'écran de votre smartphone et vous pouvez ouvrir Fatsecret.

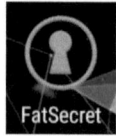

**Première utilisation de Fatsecret :**
Ouvrez Fatsecret, appuyez sur "Je suis un nouvel utilisateur" puis sur "Oui, J'accepte" puis sur la flèche.

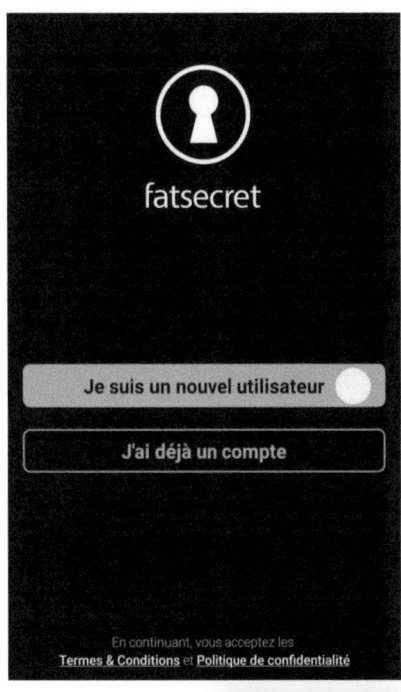

Je suis un nouvel utilisateur ⬤

J'ai déjà un compte

En continuant, vous acceptez les
**Termes & Conditions** et **Politique de confidentialité**

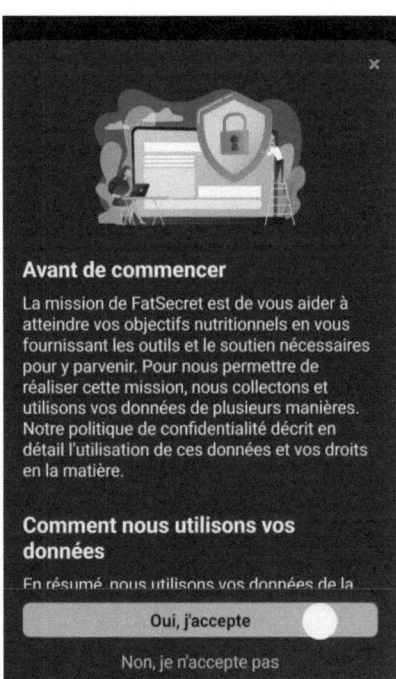

**Avant de commencer**

La mission de FatSecret est de vous aider à atteindre vos objectifs nutritionnels en vous fournissant les outils et le soutien nécessaires pour y parvenir. Pour nous permettre de réaliser cette mission, nous collectons et utilisons vos données de plusieurs manières. Notre politique de confidentialité décrit en détail l'utilisation de ces données et vos droits en la matière.

**Comment nous utilisons vos données**

En résumé, nous utilisons vos données de la

Oui, j'accepte ⬤

Non, je n'accepte pas

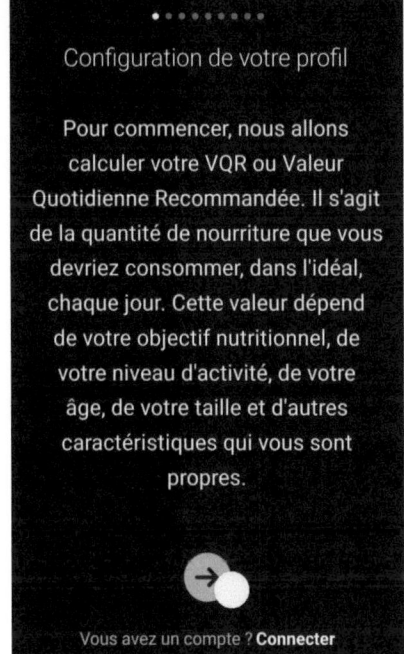

Configuration de votre profil

Pour commencer, nous allons calculer votre VQR ou Valeur Quotidienne Recommandée. Il s'agit de la quantité de nourriture que vous devriez consommer, dans l'idéal, chaque jour. Cette valeur dépend de votre objectif nutritionnel, de votre niveau d'activité, de votre âge, de votre taille et d'autres caractéristiques qui vous sont propres.

→ ⬤

Vous avez un compte ? **Connecter**

Ensuite l'application va vous demander d'indiquer votre objectif de perte de poids et de saisir votre poids actuel, votre taille, votre date de naissance, votre sexe, votre niveau d'activité physique pour calculer votre VQR que vous pourrez ensuite utiliser pour gérer vos apports caloriques quotidiens. La VQR correspond à votre DEJ (que vous avez appris à calculer dans la partie précédente) réduite pour vous permettre d'atteindre votre objectif de poids. Le nombre de calories indiquées par la VQR va donc vous permettre d'atteindre votre objectif de poids, une fois celui-ci atteint vous pourrez recalculer votre VQR avec l'objectif de stabiliser votre poids.

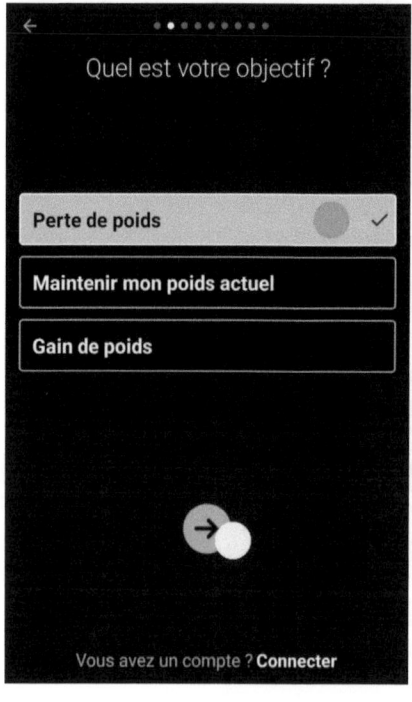
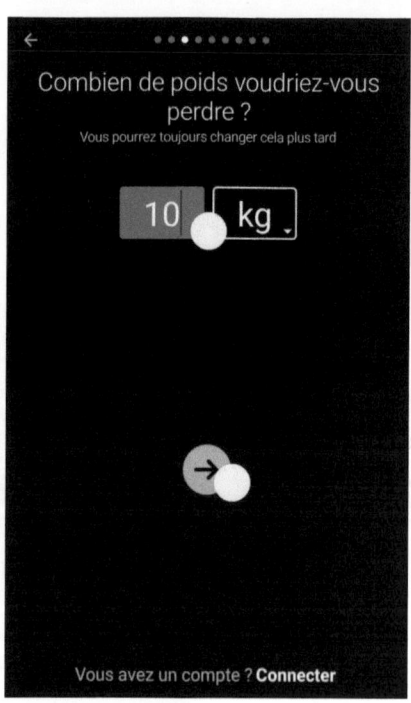

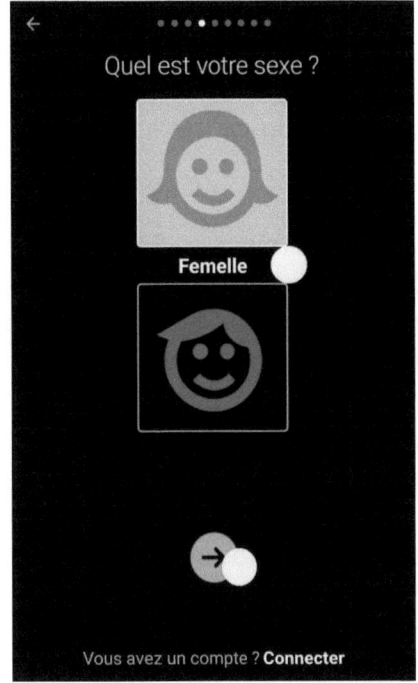
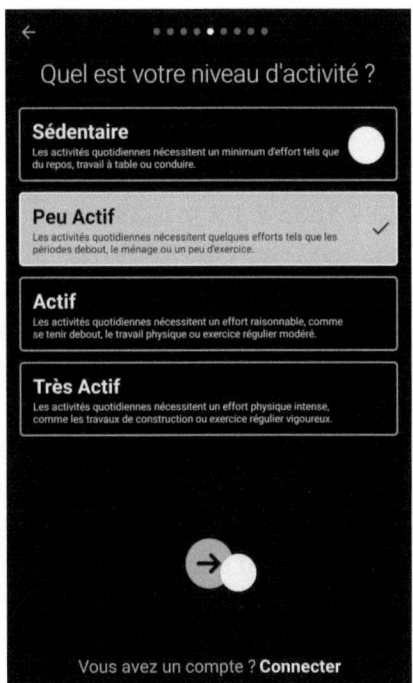

**Faites très attention à l'estimation de votre niveau d'activité physique car cela a une grande importance pour le calcul de votre VQR.**

Voyons pourquoi en prenant l'exemple pour une femme de 24 ans, 75 kg et 1,60 m qui veut perdre 10 kg. Si cette femme indique dans Fatsecret un niveau d'activité physique "Peu active", Fatsecret lui donnera une VQR de 1800 kcal.

Pour voir si cette VQR va lui permettre de perdre du poids, calculons la Dépense Energétique Journalière de cette femme en utilisant les formules vues dans la partie précédente.

Son métabolisme de base sera

MB = 447,593+(9,247x75)+(3,098x160)-(4,330x24) = **1533 kcal**

Et sa DEJ avec le niveau d'activité "Peu active" sera

DEJ = 1533 x 1,4 = **2146 kcal**

41

Dans ce cas, nous voyons bien que la VQR de 1800 kcal fournie par Fatsecret est inférieure à la DEJ de 2146 kcal. Ainsi la VQR de Fatsecret permettra bien une perte de poids.

Mais si en réalité le niveau d'activité physique de cette femme est "Sédentaire", sa DEJ sera

DEJ = 1533 x 1,2 = **1839 kcal**

Dans ce cas, la VQR de 1800 kcal fournie par Fatsecret ne permettra pas de perdre du poids car elle est trop proche de sa DEJ à 1839 kcal. Si cette femme avait indiqué un niveau d'activité "Sédentaire" dans Fatsecret, elle aurait obtenu une VQR bien inférieure à 1800 kcal qui lui aurait permis de perdre du poids.

Avec cet exemple, on voit bien qu'il vaut mieux sous-estimer votre activité physique pour obtenir une VQR qui vous permettra de perdre du poids.

Si votre niveau d'activité physique est vraiment très sédentaire, vous pourrez même réduire de 10 ou 15% la VQR fournie par Fatsecret.

Mais en notant votre activité physique dans Fatsecret vous aurez une estimation plus précise de vos dépenses énergétiques ce qui vous permettra d'ajuster vos apports caloriques.

Restez toujours raisonnable en réduisant vos apports caloriques car le but n'est pas de vous priver et de vous affamer, le but est de donner à votre corps les calories dont il a besoin en prenant en compte qu'il a des réserves à consommer.

Vous pourrez recalculer votre VQR régulièrement dans Fatsecret pour l'adapter à vos changements de niveau d'activité, de poids, d'âge et d'objectif.

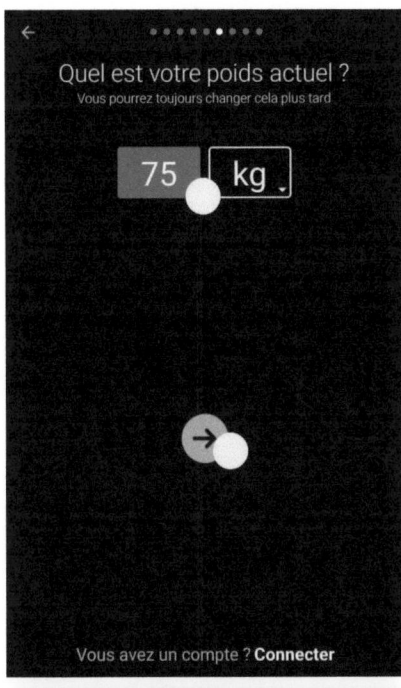

## Quel est votre poids actuel ?

Vous pourrez toujours changer cela plus tard

75 | kg

Vous avez un compte ? **Connecter**

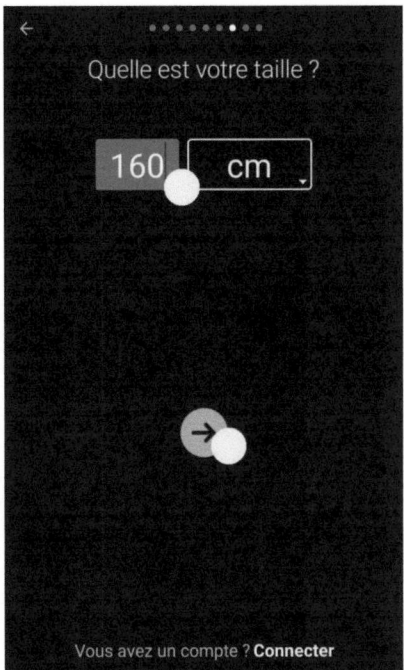

## Quelle est votre taille ?

160 | cm

Vous avez un compte ? **Connecter**

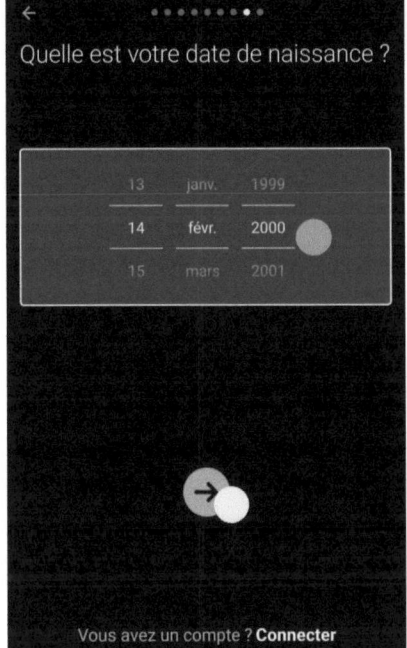

## Quelle est votre date de naissance ?

| 13 | janv. | 1999 |
| 14 | févr. | 2000 |
| 15 | mars | 2001 |

Vous avez un compte ? **Connecter**

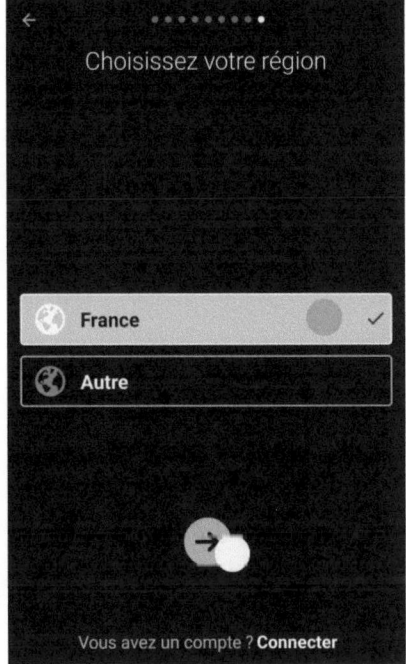

## Choisissez votre région

🌍 **France** ✓

🌍 **Autre**

Vous avez un compte ? **Connecter**

Pour utiliser Fatsecret, vous devez créer un compte sur cette application. Vous pouvez le faire en utilisant votre adresse email et un mot de passe ou en utilisant votre compte Google ou Facebook. Voici comment faire en utilisant votre adresse email et un mot de passe.

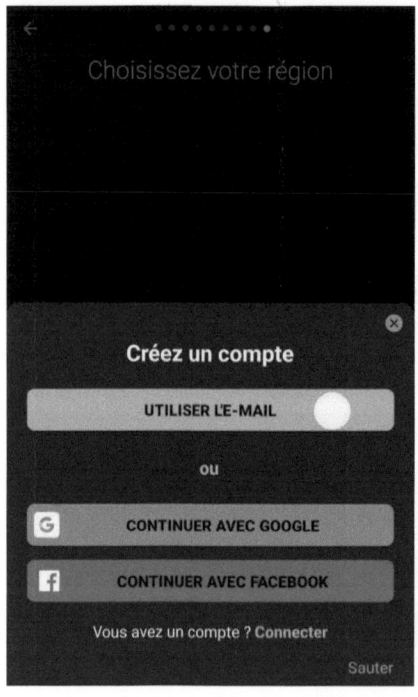
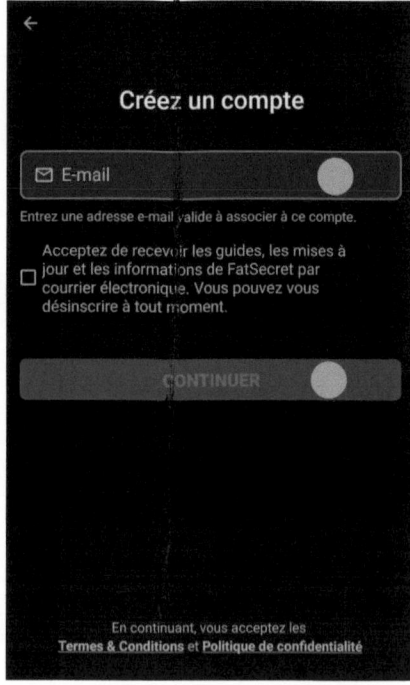

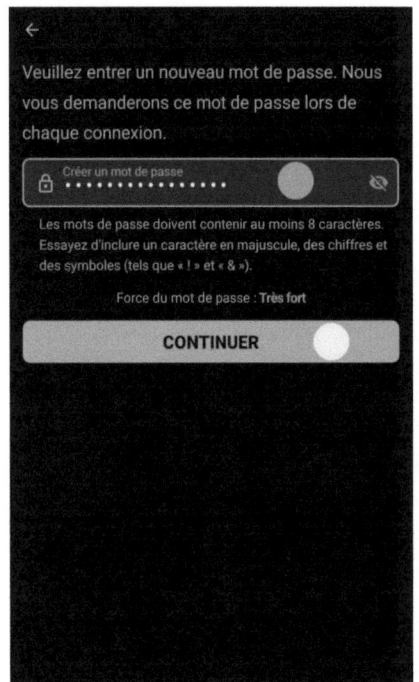
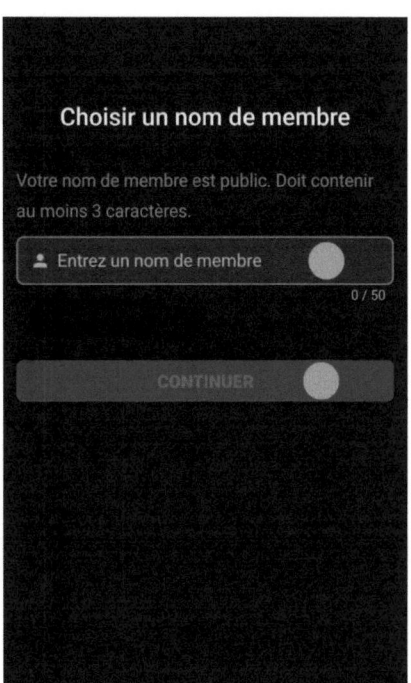

Indiquez votre adresse email et un mot de passe qui doit respecter les exigences indiquées. Vous devez aussi indiquer un nom de membre qui vous permettra de participer à la communauté de Fatsecret, vous pouvez utiliser un pseudonyme.

L'écran final d'inscription vous donne le choix entre 2 VQR pour atteindre votre objectif de poids plus ou moins vite. Il est préférable de choisir la VQR pour une perte de poids moins rapide pour réduire la difficulté et assurer une perte de poids durable.
Appuyez ensuite sur "Commencer maintenant", pour terminer votre inscription sur Fatsecret.

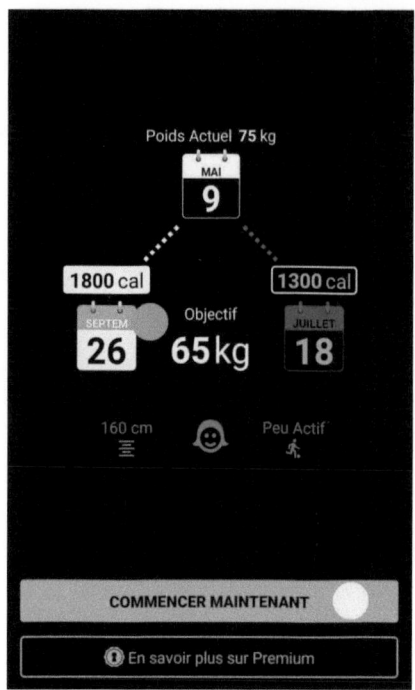
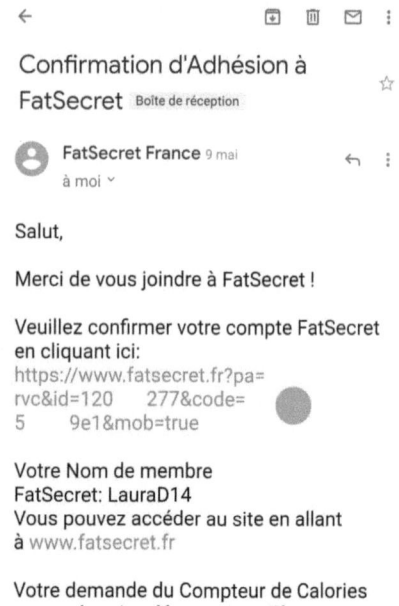

Suite à votre inscription sur Fatsecret, vous allez recevoir un email de la part de Fatsecret pour confirmer votre inscription, pour cela il faut cliquer sur le lien contenu dans l'email.

Vous pouvez ensuite commencer à utiliser Fatsecret.

**Saisir vos apports nutritionnels à chaque repas :**

Maintenant que vous avez installé et configuré Fatsecret pour calculer votre VQR vous allez pouvoir commencer à saisir tout ce que vous mangez à chaque repas (petit-déjeuner, déjeuner, snacks et dîner), en précisant les quantités pour que l'application calcule votre nombre de calories consommées dans la journée à comparer avec votre VQR.

Pour cela vous aurez besoin d'utiliser une balance de cuisine pour peser vos portions d'aliments. Si vous n'en avez pas déjà une, vous pouvez l'acheter pour une dizaine d'euros.

A chaque fois que vous pesez vos portions d'aliments, essayez de mémoriser la quantité qu'elles représentent dans l'assiette ou leur volume, ainsi vous allez pouvoir apprendre à estimer le poids de vos portions même quand vous ne pouvez pas les peser, en mangeant au restaurant par exemple.

Ne vous inquiétez pas si le poids de vos portions n'est pas toujours précis, le plus important reste de privilégier les aliments à IG bas ou nul dans votre assiette.

Pour ajouter un aliment ou une boisson à un de vos repas, appuyez sur "Journal" puis sur le + d'un repas.

Vous arrivez sur l'onglet "Aliments" où vous pouvez utiliser le champ de recherche pour trouver les aliments que vous voulez ajouter au repas. En faisant glisser votre doigt sur l'écran vers la gauche vous pouvez accéder aux onglets "Récemment mangés" et "Plus mangés" où vous pouvez retrouver rapidement des aliments que vous avez déjà saisis à vos repas précédents.

Vous pouvez aussi appuyer sur le bouton appareil photo en haut à droite puis sur l'icône code-barre pour pouvoir scanner le code-barre d'un produit et le retrouver directement ainsi.

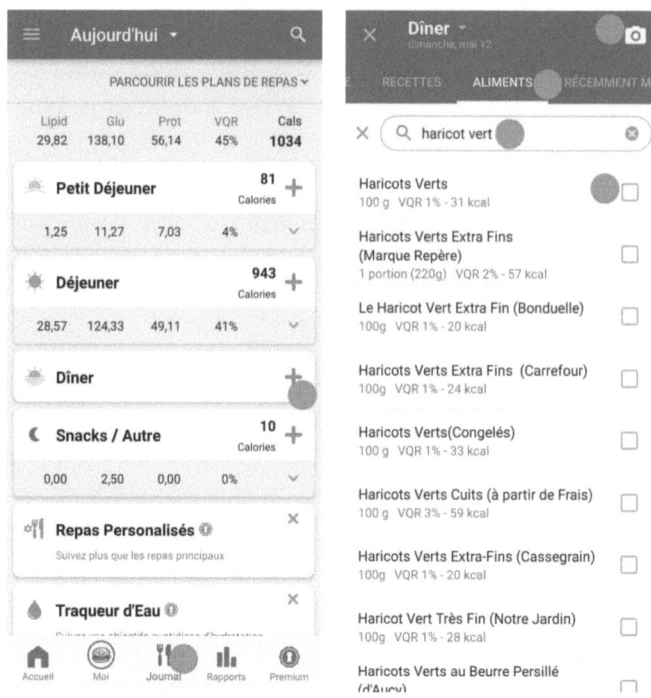

Appuyez ensuite sur l'aliment que vous voulez ajouter à votre repas puis saisissez la quantité que vous avez consommé de cet aliment et appuyez sur "Sauvegarder".

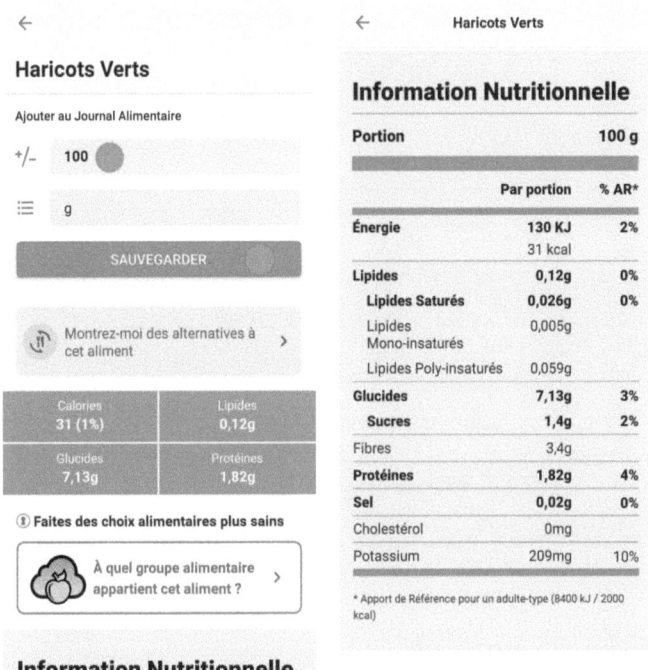

**Information Nutritionnelle**

Sur la fiche de l'aliment vous pouvez voir ses informations nutritionnelles et ses calories pour 100 g, pour les produits alimentaires du commerce vous pouvez vérifier que ces calories correspondent bien à celles sur l'étiquette des valeurs nutritionnelles du produit.

Si vous voulez saisir un plat composé, comme une salade César faite maison, vous devez saisir chaque aliment qui le compose.

Saisissez ainsi tous les aliments qui composent votre repas de préférence dans l'ordre où vous les avez consommés (pour vous rappeler si vous avez bien consommé les glucides en dernier, nous verrons plus tard pourquoi faire cela) puis appuyez sur l'icône de validation en haut à droite.

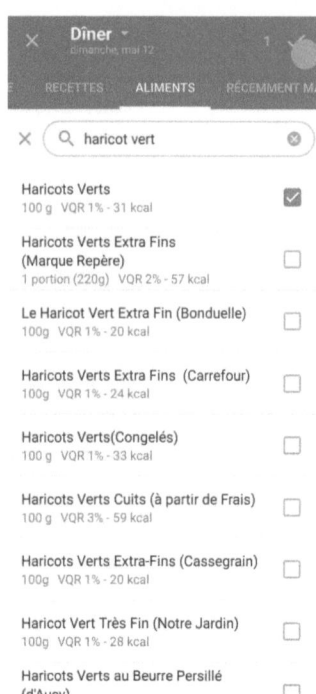

Recommencez cette saisie pour chaque repas. Faites cette saisie de préférence après votre repas pour en faire le bilan et pour pouvoir adapter votre prochain repas. Vous pouvez aussi planifier vos repas à l'avance.

En appuyant sur "Aujourd'hui", vous pouvez consulter le calendrier qui vous permet d'accéder aux autres journées pour revoir, compléter ou modifier vos saisies.

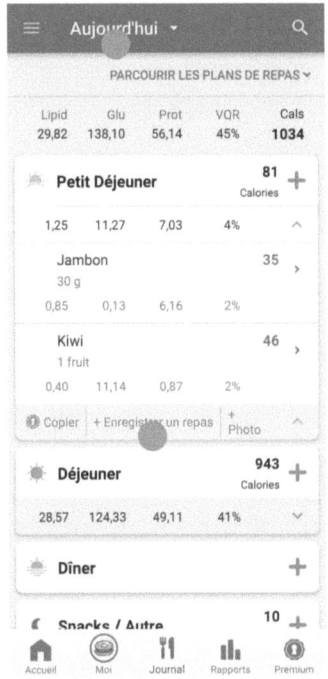
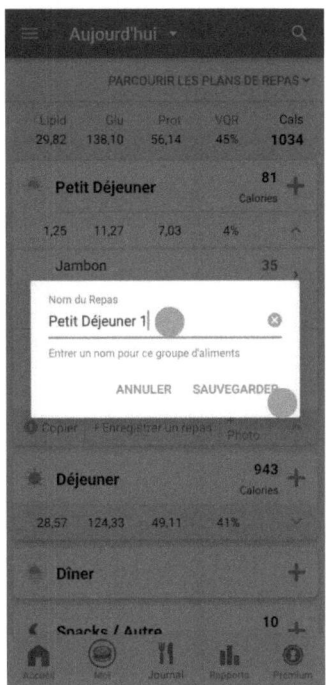

Lorsque vous avez saisi un repas avec des aliments que vous avez l'habitude de consommer souvent, vous pouvez le sauvegarder en appuyant sur "Enregistrer un repas" et lui donner un nom.

Vous pouvez retrouver ce repas dans l'onglet "Repas sauvegardés" lorsque vous voulez ajouter des aliments à un repas.

Lorsque vous ne trouvez pas un produit alimentaire sur Fatsecret, vous pouvez sélectionner un produit similaire avec un nombre de calories proches ou vous pouvez ajouter le nouveau produit. Pour cela, sur la page des résultats de recherche d'aliments, descendez tout en bas de la liste des résultats puis appuyez sur le bouton "Ajoutez Nouveau Aliment".

Vous allez ensuite pouvoir saisir dans les différentes parties toutes les informations nutritionnelles du produit alimentaire en les prenant sur son étiquette des valeurs nutritionnelles.

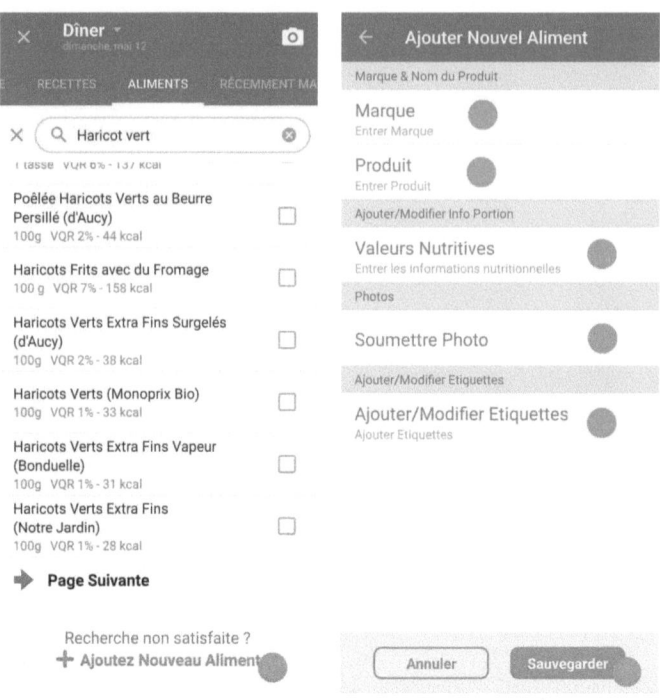

Tout en bas de votre page "Journal", vous trouverez le nombre total de Calories que vous avez consommées dans la journée et le nombre de Calories qu'il vous reste à consommer par rapport à votre VQR.

Vous pouvez voir aussi, la répartition en % de vos glucides, lipides et protéines consommés et des informations nutritionnelles sur la composition de vos repas, ainsi qu'un rapport plus détaillé en appuyant sur l'icône "Aujourd'hui avec le graphique".

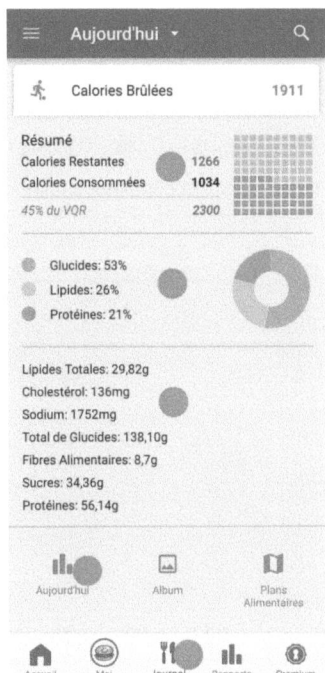

## Saisir votre activité physique :

Fatsecret vous permet d'indiquer vos heures de sommeil et vos activités physiques (type d'activité et durée) afin de connaître le nombre de calories que vous avez brûlées pendant votre journée.

Pour ajouter une activité physique à votre journée, appuyez sur "Journal" puis descendez en bas de la page et appuyez sur "Calories brûlées".

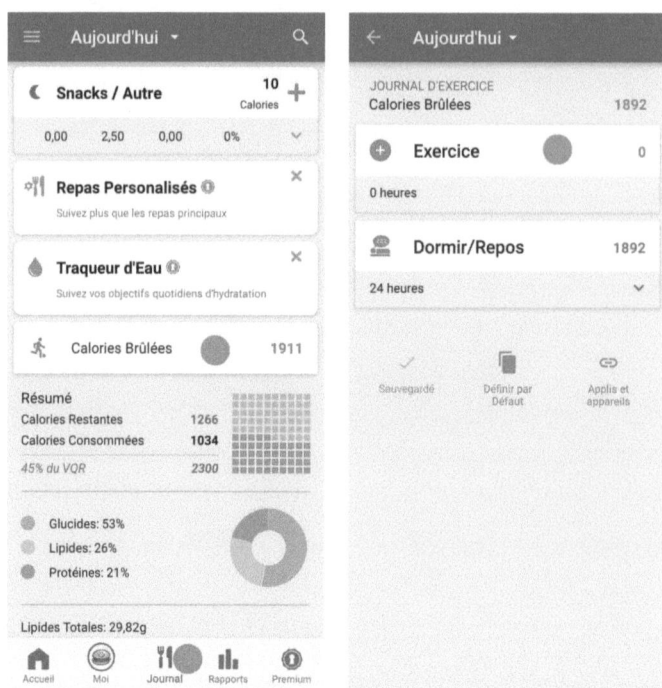

Appuyez sur "Exercice" pour ajouter une activité. En faisant glisser votre doigt sur l'écran vous pouvez accéder à l'onglet "Chercher" qui vous permet de rechercher un exercice par son nom et aux onglets "Exercice récent" et "Exercice le plus pratiqué" où vous pouvez retrouver rapidement des activités déjà saisies.

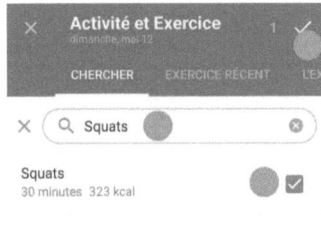
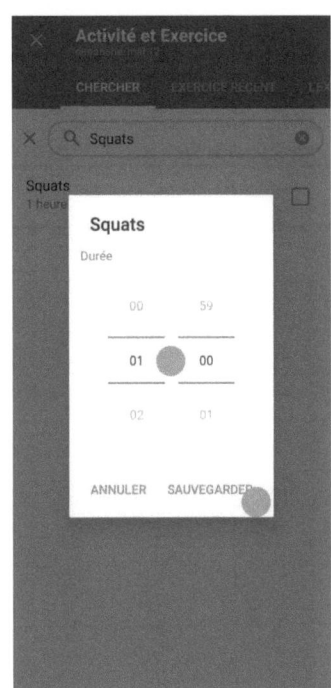

Appuyez ensuite sur l'exercice que vous voulez ajouter et faites glisser les nombres des heures ou minutes pour indiquer la durée d'exercice puis appuyez sur "Sauvegarder". Recommencez pour ajouter un autre exercice si nécessaire puis appuyez sur l'icône de validation en haut à droite.

Vous devez saisir aussi vos heures de sommeil. Pour cela appuyez sur la flèche sous "Dormir/Repos", puis sur "Dormir".
Faites glisser les nombres des heures et des minutes pour indiquer la durée de votre sommeil puis appuyez sur "Sauvegarder".

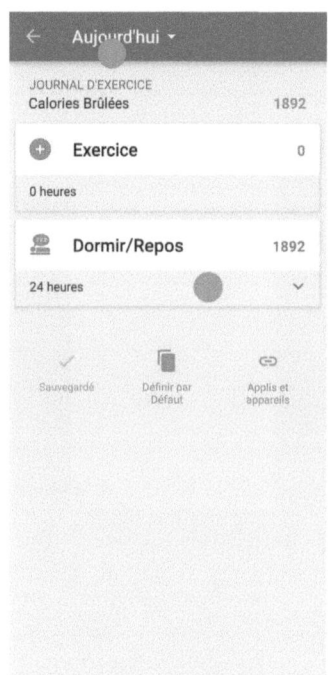
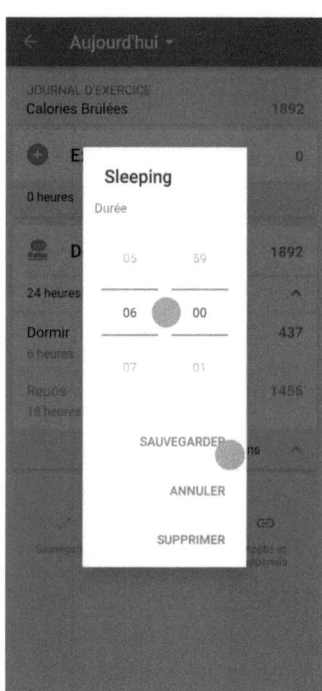

En appuyant sur "Aujourd'hui", vous pouvez consulter le calendrier qui vous permet d'accéder aux autres journées pour revoir, compléter ou modifier vos saisies d'activités.

Après avoir effectué vos saisies, Fatsecret vous donnera une estimation de vos Calories brûlées.

Pour avoir une estimation encore plus précise de vos Calories brûlées vous pouvez associer un appareil de suivi d'activités, comme une montre connectée, à Fatsecret.

Pour faire cela, appuyez sur l'icône "Applis et appareils" puis cochez dans la liste l'application qui gère votre appareil. Appuyez ensuite sur le bouton "Sync" en haut à droite puis autorisez l'accès de Fatsecret à votre application.

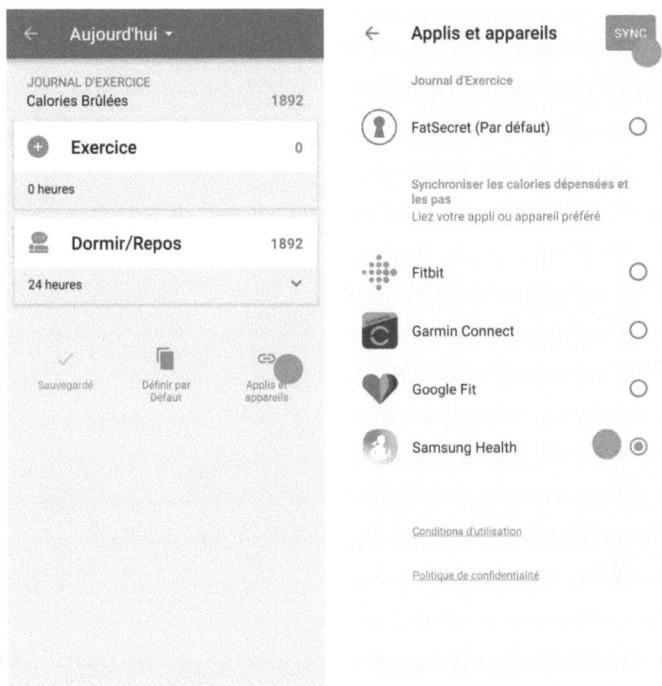

Ainsi Fatsecret pourra récupérer les informations fournies par votre application de suivi d'activités pour calculer vos Calories brûlées.

**Saisir votre poids :**

Vous allez pouvoir saisir votre poids dans Fatsecret en appuyant sur "Moi" puis "Mon poids", puis sur le + en haut à droite.

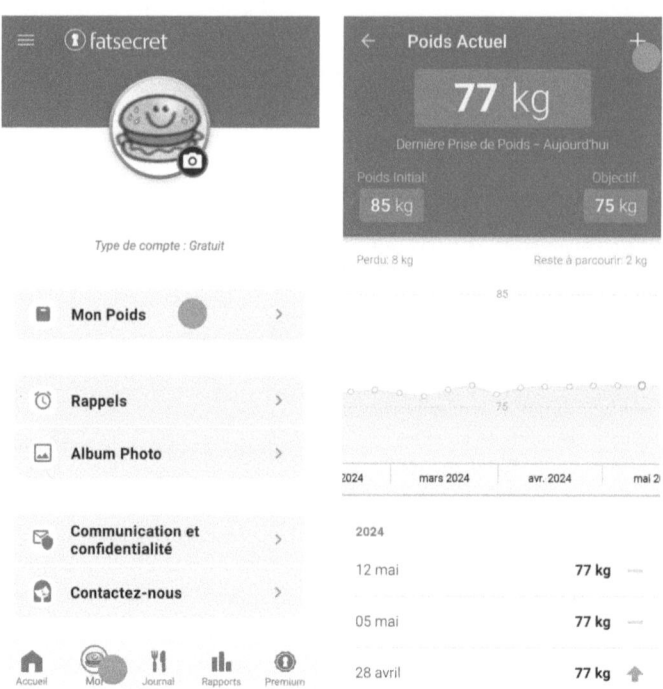

Utilisez le - et le + pour modifier votre poids, vous pouvez aussi écrire un commentaire, puis appuyez sur l'icône de validation en haut à droite.

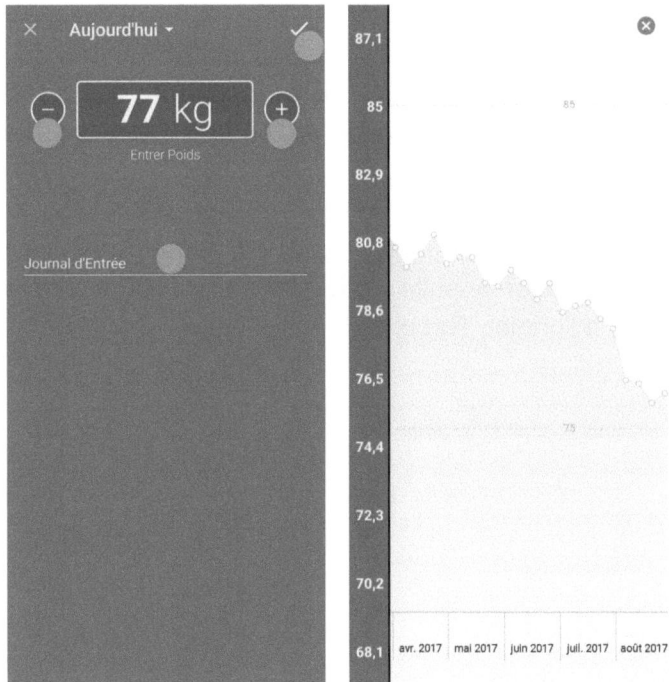

En saisissant régulièrement votre poids, Fatsecret va créer un graphique qui va vous permettre de faire un suivi précis de vos efforts et de vos progrès sous la forme d'une courbe. Voir votre courbe de poids descendre sera une motivation supplémentaire pour poursuivre votre régime.

Il est conseillé de vous peser une fois par semaine, toujours le même jour, le matin avant de manger et boire, en ayant évité un repas copieux ou riche en aliments à IG élevé la veille.
Il vaut mieux aussi vous peser sans vêtement ou toujours avec les mêmes vêtements pour que les vêtements ne faussent pas votre variation de poids.

**Consulter les recettes :**

Vous pouvez consulter sur Fatsecret un grand nombre de recettes délicieuses et faciles à préparer. Elles peuvent vous permettre de trouver des idées de plats ou de varier vos repas pour éviter un ennui démotivant.

Pour accéder aux recettes, appuyez sur "Journal" puis sur le + d'un repas. Faites glisser ensuite votre doigt sur l'écran vers la droite pour accéder à l'onglet "Recettes".

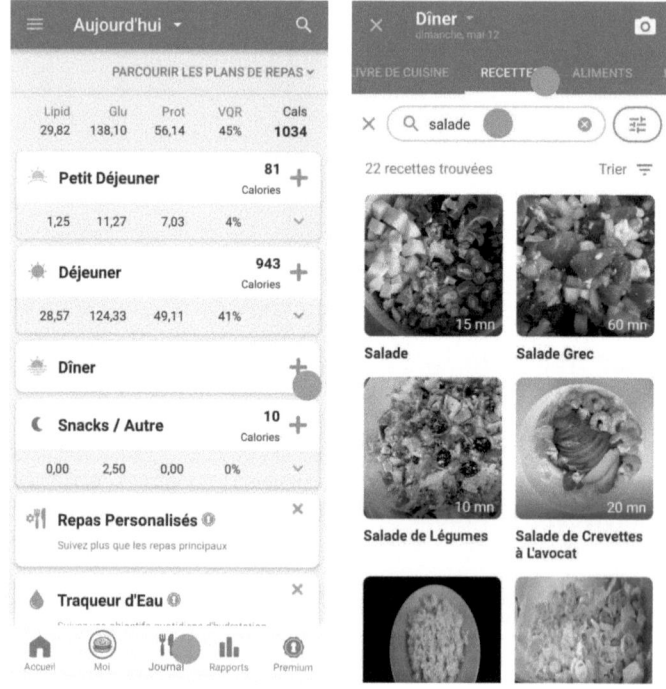

Dans le champ de recherche, vous pouvez écrire le nom d'un aliment qui doit être contenu dans la recette pour afficher la liste des recettes correspondantes.

Vous pouvez aussi filtrer la liste des recettes en fonction de leurs calories, du temps de préparation et de leur composition nutritionnelle en appuyant sur le bouton des réglages.

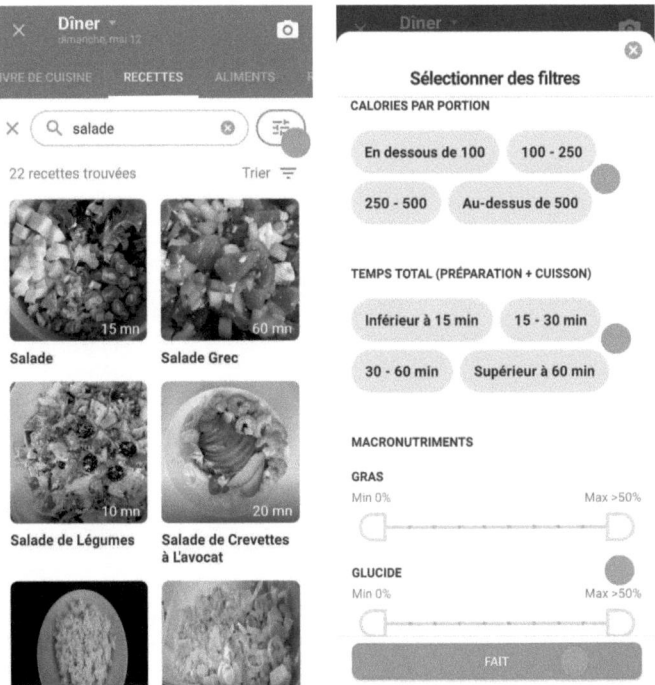

**Participer à la communauté :**

Sur la page "Accueil" vous pouvez parcourir les publications des autres membres de Fatsecret, consulter leur profil, liker/commenter leurs publications et vous abonner à leur profil en appuyant sur le bouton "Suivre".

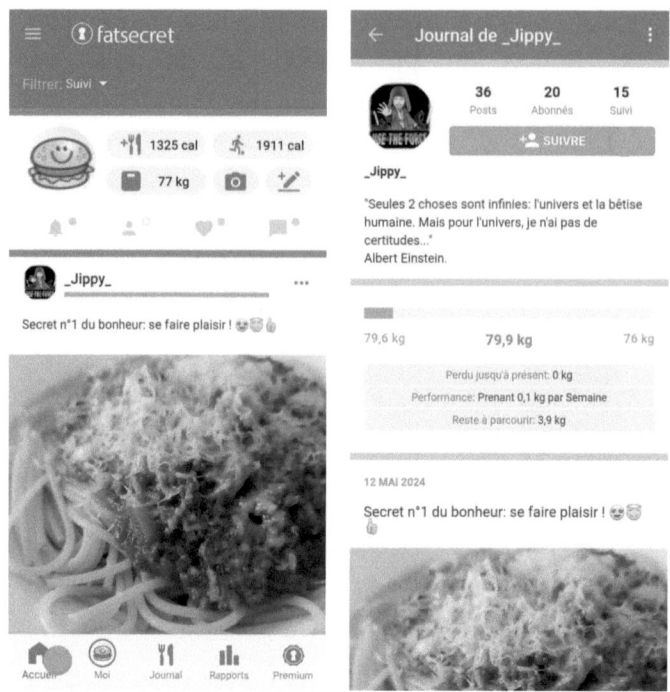

Vous pouvez aussi publier des messages que les autres membres pourront voir, liker et commenter. Pour cela, appuyez sur le bouton "+stylo".

Une publication est aussi créée à chaque fois que vous entrez votre poids dans Fatsecret.

Vous pouvez voir vos publications en appuyant sur l'icône de votre profil.

Vous pourrez aussi voir les personnes qui s'abonnent à votre profil, les réactions à vos publications et les messages reçus avec les icônes correspondantes à côté de votre icône de profil.

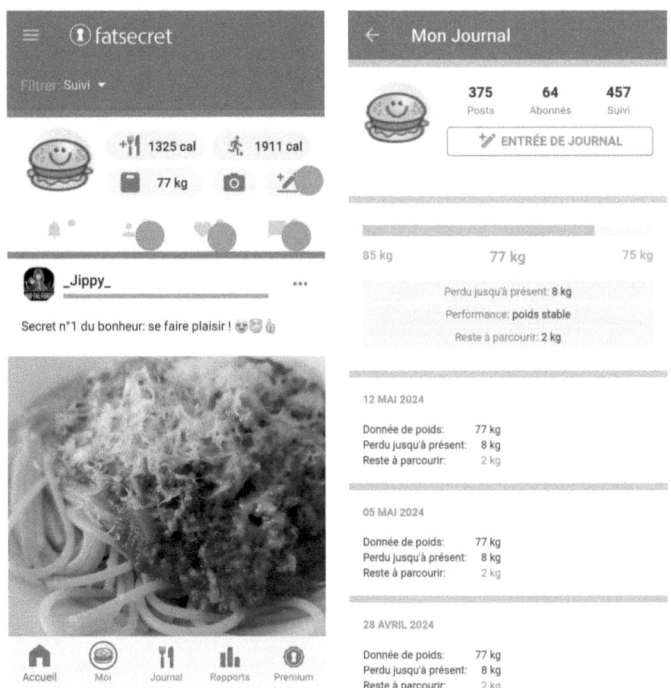

Si vous voulez garder privé votre profil et vos publications ou empêcher les commentaires, vous pouvez accéder aux "Paramètres" en appuyant sur l'icône à 3 traits en haut à gauche, puis tout en bas de la page des paramètres, dans la partie "Communauté", choisissez vos options de partage.

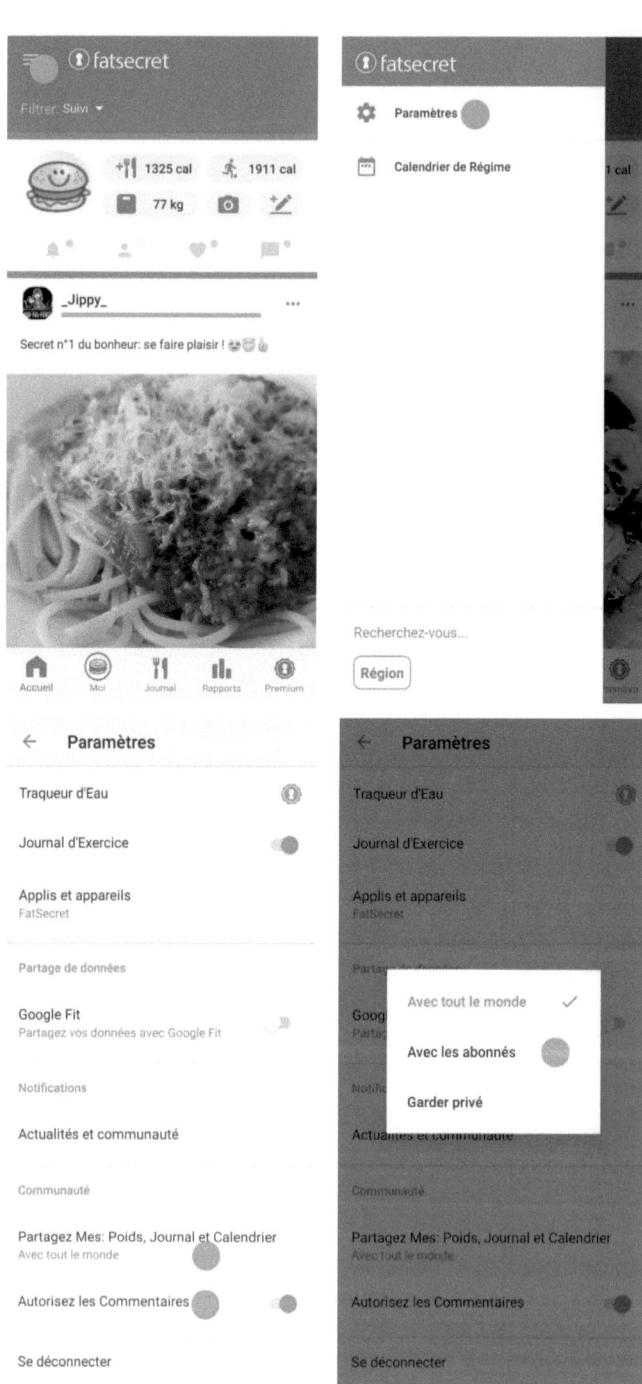

Nous avons vu jusqu'ici toutes les fonctions de Fatsecret, maintenant vous pouvez commencer à utiliser Fatsecret.

**La première chose que vous devez faire est de saisir tout ce que vous mangez à tous vos repas et collations, tous les jours pendant une semaine sans changer vos habitudes alimentaires.** Vous allez faire cela pour pouvoir analyser votre alimentation actuelle.

C'est la première étape qui va vous permettre de connaître ce qui vous à mener à prendre du poids et ce que vous devez changer dans votre alimentation en fonction de l'indice glycémique pour pouvoir perdre du poids de façon durable.

Nous allons voir dans la prochaine partie comment analyser votre alimentation.

## 6.4. Analyse de votre alimentation

Sans l'aide d'un journal alimentaire comme Fatsecret, on a tendance à sous-estimer les quantités d'aliments que l'on mange dans la journée et leur nombre de calories. On a aussi tendance à surestimer les calories qu'on brûle par notre activité physique. Ainsi notre alimentation n'est pas adaptée à nos besoins,

Grâce à la saisie dans Fatsecret de ce que vous mangez à chaque repas, vous allez prendre conscience de la composition nutritionnelle de vos repas pour pouvoir changer vos habitudes alimentaires qui vous ont fait prendre du poids pour ainsi pouvoir perdre du poids.

Après avoir saisi dans Fatsecret tous vos repas pendant une semaine comme nous l'avons vu dans la partie précédente. Vous allez pouvoir analyser la composition nutritionnelle de vos repas grâce à Fatsecret et à tout ce que vous avez appris jusqu'ici.

Après la saisie des repas de votre 1ère semaine pour connaître vos habitudes alimentaires qui vous ont fait prendre du poids, vous pourrez faire cette analyse au moins une fois par semaine au cours de votre régime mais il est recommandé de regarder le rapport chaque jour pour vérifier que vos repas contiennent en majorité des aliments à IG faible ou nul.

Appuyez sur "Rapports", vous pouvez sélectionner la période que vous voulez analyser, en jour ou en semaine.
Sur l'onglet "Calories", vous voyez votre nombre de Calories consommées pendant la semaine et votre moyenne quotidienne, vous devez comparer cette moyenne avec votre VQR affichée en objectif. Votre moyenne doit rester inférieure ou égale à votre VQR pour perdre du poids.

Vous pouvez aussi voir la répartition des calories par repas pour chaque jour. Vous pourrez ainsi voir si vos Calories sont bien réparties au cours de vos repas. Il vaut mieux éviter les repas trop copieux aux dépens des autres, de sauter des repas ou les grignotages trop nombreux. Il vaut mieux avoir une alimentation régulière au cours de la journée.

Vous pouvez ensuite voir la liste de tous vos aliments consommés pendant la semaine, classés en fonction de leur nombre de calories. Vous voyez aussi combien de fois vous avez consommé chaque aliment. Vous pouvez ainsi voir si vous avez consommé trop d'aliments caloriques ou à IG élevé.

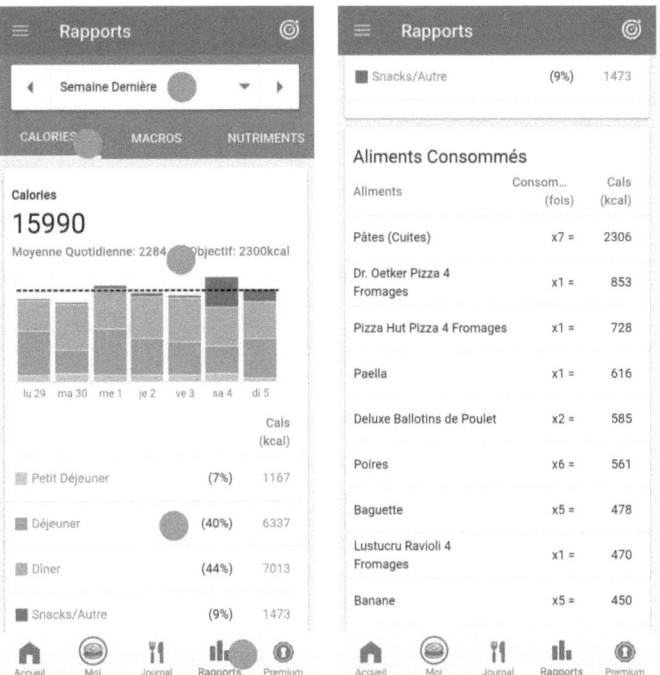

Passons ensuite à l'onglet "Macros" où vous pouvez voir la répartition des glucides, lipides et protéines que vous avez consommés et la comparer avec les objectifs. Vous voyez ainsi si vous devez modifier cette répartition pour atteindre les objectifs.

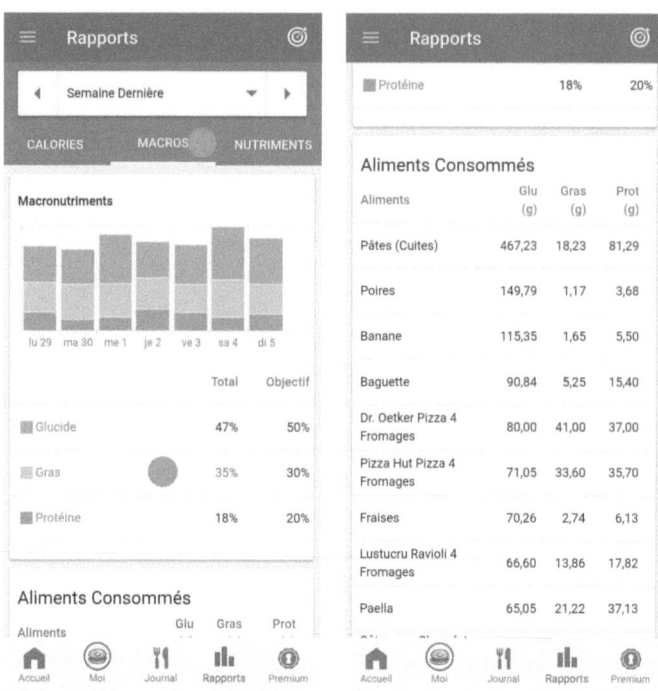

Dans la partie "Aliments consommés", vous voyez tous les aliments que vous avez consommés classés par leur quantité de glucides.

C'est ici que vous pouvez identifier les aliments à IG élevé que vous avez consommés en excès. Pour chaque aliment de votre liste avec des glucides, cherchez son IG sur internet pour savoir si il est bas, modéré ou élevé (cherchez dans Google "IG + le nom de l'aliment"). Vous aurez aussi des listes d'aliments avec leur IG dans un prochain chapitre. Il faudra réduire ou supprimer la consommation des aliments à IG modéré ou élevé et privilégier les aliments à IG bas ou nul.

Pour terminer, appuyez sur l'onglet "Nutriments" où vous pouvez voir le total des calories et des nutriments que vous avez consommés pendant la semaine et que vous pouvez comparer avec les objectifs définis. Si les quantités consommées ne correspondent pas aux objectifs, vous devrez modifier votre consommation.

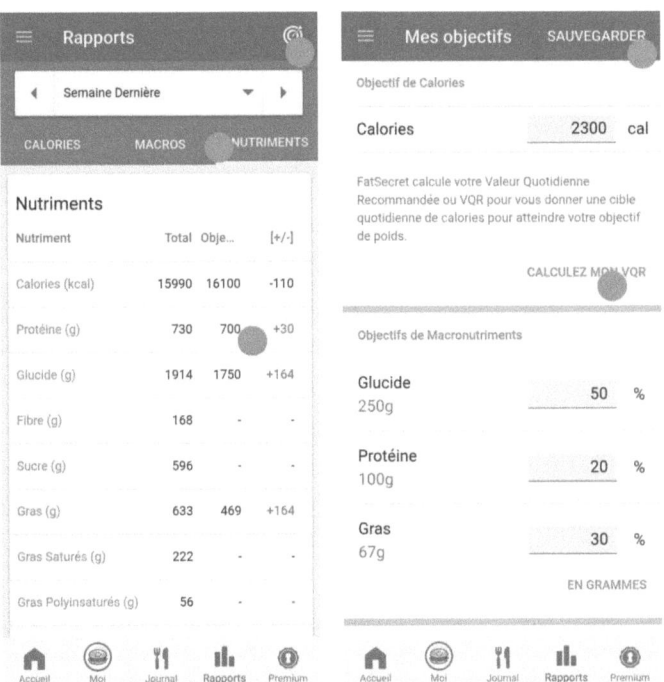

Les objectifs de répartition des nutriments et la VQR peuvent être modifiés en appuyant sur l'icône en forme de cible en haut à droite.

Les réglages par défaut pour la répartition des glucides, des protéines et des lipides conviennent à la plupart des personnes mais si vous avez d'autres objectifs vous pouvez les modifier.

Vous pourrez aussi recalculer votre VQR pour l'adapter à vos changements de niveau d'activité, de poids, d'âge et d'objectif.

Lorsque vous aurez saisi vos repas pendant plusieurs semaines, vous pourrez consulter le "Calendrier de régime" en appuyant sur l'icône à 3 traits en haut à gauche. Le calendrier de régime vous permet de voir vos nombres de calories consommées et brûlées chaque jour, avec tout en bas un total pour le mois, pour les comparer et savoir si vous êtes en déficit ou en excédent calorique par rapport à votre VQR. Vous pouvez voir les mois précédents en appuyant sur le nom du mois.

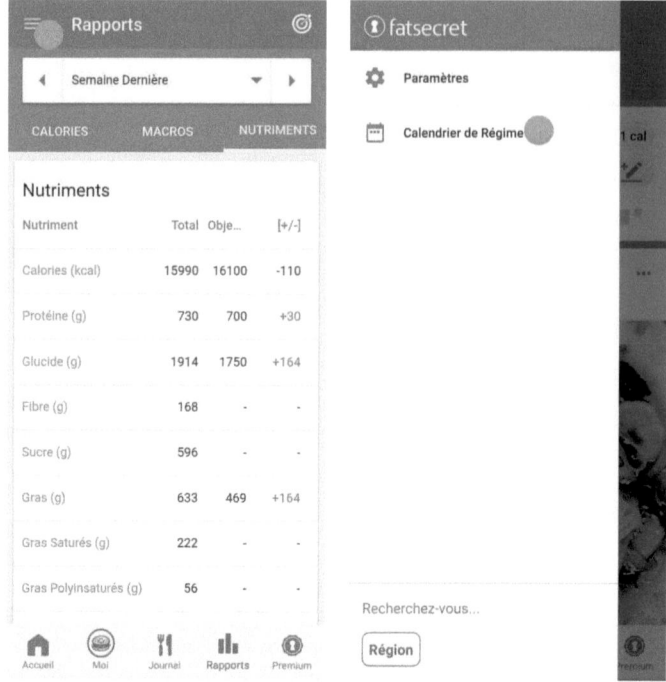

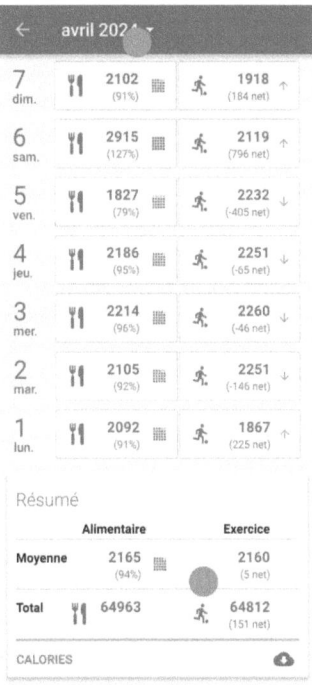

En analysant votre 1ère semaine de saisies, vous avez sûrement constaté que votre consommation de calories quotidiennes dépasse la VQR donnée par Fatsecret, que vous avez consommé beaucoup d'aliments à IG élevé, trop de gras ou trop de glucides et peut-être que vos apports nutritionnels sont mal répartis au cours de vos journées.

Vous devez corriger tout cela pour perdre du poids en suivant les conseils que vous avez lus jusqu'ici et dans les prochains chapitres vous allez voir comment modifier votre alimentation pour privilégier les aliments à IG bas.

# 7. Sélection des aliments

Voici des listes d'aliments à supprimer, à éviter et à privilégier dans le cadre d'un régime à indice glycémique bas.

Ces listes ne sont pas exhaustives, elles servent seulement à vous montrer quels types d'aliments supprimer, limiter ou privilégier. Comme on l'a vu avec la charge glycémique, un aliment à supprimer peut quand même être consommé en petite quantité et de manière occasionnelle.

**Aliments à supprimer ou à limiter strictement** :

*Sucres ajoutés* :
Bonbons, chocolat au lait ou blanc, pâtisseries, desserts sucrés, viennoiseries, etc.
Ces aliments ont un indice glycémique élevé et peuvent entraîner des pics de glycémie.

*Céréales raffinées* :
Pains blancs, pâtes blanches, riz blanc, céréales sucrées, etc.
Privilégiez plutôt les versions complètes de ces aliments, qui sont plus riches en fibres et ont un indice glycémique plus bas.

*Pommes de terre blanches* :
Pommes de terre frites, purée de pommes de terre, chips, etc.
Optez plutôt pour des alternatives à base de légumes à faible indice glycémique, comme les patates douces ou les légumes-racines.

*Boissons sucrées* :
Boissons gazeuses sucrées, boissons énergisantes, jus de fruits, sodas, etc.

Choisissez de l'eau, du thé non sucré, du café noir ou des infusions pour vous hydrater sans apport calorique supplémentaire.

**Aliments à éviter ou à limiter** :

*Fruits à indice glycémique élevé* :
Bananes mûres, raisins, mangues, pastèque, etc.
Privilégiez les fruits à faible indice glycémique, comme les baies, les pommes, les poires et les agrumes.

*Produits laitiers sucrés* :
Yaourts aromatisés, lait aromatisé, crèmes desserts sucrées, etc.
Optez plutôt pour des produits laitiers non sucrés ou faibles en matières grasses.

*Aliments transformés* :
Plats préparés, snacks industriels, sauces et condiments sucrés, etc.
Préférez les aliments frais et non transformés, qui ont tendance à avoir un indice glycémique plus bas.

**Aliments à privilégier** :

*Légumes non féculents* :
Haricots verts, brocolis, épinards, tomates, poivrons, concombres, etc.
Les légumes sont riches en fibres, en vitamines et en minéraux, et ont un indice glycémique bas.

*Légumineuses* :
Lentilles, flageolets, pois chiches, pois cassés, etc.
Les légumineuses sont une excellente source de protéines végétales et ont un indice glycémique modéré.

*Grains entiers* :

Quinoa, avoine, riz complet, blé complet, etc.

Les grains entiers sont riches en fibres et en nutriments et ont un indice glycémique plus bas que les versions raffinées.

*Protéines maigres* :

Poulet, dinde, poisson, tofu, tempeh, œufs, etc.

Les protéines maigres aident à maintenir la satiété et ont un impact minimal sur la glycémie.

En privilégiant les aliments à faible indice glycémique (inférieur à 50) et en limitant les aliments à indice glycémique élevé (supérieur à 60), vous pouvez aider à maintenir une glycémie stable, à contrôler l'appétit et à favoriser une meilleure santé métabolique dans le cadre d'un régime à indice glycémique bas.

# 8. Les aliments à indice glycémique bas

Voici une liste d'aliments courants à indice glycémique (IG) inférieur à 60 que vous pouvez consommer pour rééquilibrer votre alimentation.

**Légumes** :

Tomate (IG : 30)
Haricots verts (IG : 30)
Brocoli (IG : 15)
Épinards (IG : 15)
Asperges (IG : 15)
Chou-fleur (IG : 15)
Poivrons (IG : 15)
Concombre (IG : 15)
Aubergine (IG : 20)
Courgette (IG : 15)
Salade verte (IG : 15)

Comme vous pouvez le voir, vous pouvez consommer tous les légumes qui ont tous un IG bas et qui ont un effet rassasiant. Il faut les privilégier pendant vos repas.

**Légumineuses** :

Lentilles vertes (IG : 25)
Flageolets (IG : 25)
Pois chiches (IG : 30)
Lentilles corail (IG : 30)
Lentilles brunes (IG : 30)

Fèves (IG : 40)
Pois cassés (IG : 25)
Soja (edamame) (IG : 20)

**Céréales et grains entiers** :

Quinoa (IG : 35)
Orge (IG : 25)
Riz basmati (IG : 58)
Riz complet (IG : 50)
Pâtes complètes (IG : 40)
Avoine (IG : 55)
Boulgour (IG : 46)
Couscous complet (IG : 60)
Sarrasin (IG : 45)
Épeautre (IG : 45)

Il faut faire attention à la cuisson des aliments à base de céréales car elle en augmente l'IG. Il faut faire des cuissons "al dente" pour limiter l'augmentation de l'IG. Laisser refroidir des céréales cuites fait diminuer leur IG.

**Fruits** :

Pomme (IG : 38)
Poire (IG : 38)
Orange (IG : 42)
Pêche (IG : 42)
Prune (IG : 29)
Abricot (IG : 34)
Fraise (IG : 40)
Myrtille (IG : 30)
Framboise (IG : 26)
Cerise (IG : 22)

**Produits laitiers** :

Yaourt nature (IG : 35)
Fromage blanc (IG : 30)
Lait demi-écrémé (IG : 27)
Kéfir (IG : 25)
Fromage à pâte dure (IG : 0)
Fromage frais (IG : 15)
Yaourt grec nature (IG : 25)
Lait d'amande non sucré (IG : 25)
Lait de soja non sucré (IG : 30)
Fromage de chèvre ou brebis (IG : 0)

Pour les produits laitiers il faut faire attention à leurs matières grasses et privilégier ceux qui en contiennent le moins, lisez bien les informations nutritionnelles sur les produits que vous achetez. Rééquilibrer son alimentation commence dès les courses en faisant attention aux produits achetés.

**Protéines maigres** :

Poulet sans peau (IG : 0)
Dinde sans peau (IG : 0)
Filet de poulet mariné (IG : 0)
Poisson blanc (IG : 0)
Œufs (IG : 0)
Tofu (IG : 15)
Tempeh (IG : 15)

**Protéines** :

Saumon (IG : 0)
Truite (IG : 0)
Thon en conserve (IG : 0)

Sardines en conserve dans l'huile (IG : 0)
Steak de bœuf maigre (IG : 0)
Steak haché de dinde (IG : 0)
Filet de porc maigre (IG : 0)
Protéine de lactosérum (whey) (IG : 0)

Comme vous pouvez le constater toutes les viandes et tous les poissons ont un IG à 0, c'est ce qui fait le succès des régimes basés sur la consommation exclusive de protéines mais ces régimes ne peuvent pas être suivis sur une longue période ce qui peut produire une reprise de poids quand on arrête de les suivre en ignorant les effets de l'indice glycémique.

**Noix, graines et fruits secs** :

Amandes (IG : 15)
Noix de cajou (IG : 15)
Noisettes (IG : 15)
Graines de chia (IG : 15)
Graines de lin (IG : 35)
Graines de courge (IG : 25)
Noix de macadamia (IG : 15)
Pistaches (IG : 20)
Noix de pécan (IG : 10)
Dattes (IG : 45)
Pruneaux (IG : 40)

Bien que les noix et fruits secs aient des IG bas, il faut limiter leur consommation à cause des matières grasses qu'ils contiennent.

**Légumes racines** :

Carotte crue (IG : 39)
Panais cru (IG : 52)
Panais jaune cru (IG : 40)

Radis (IG : 15)
Navet cru (IG : 30)
Topinambour (IG : 50)
Betterave cru (IG : 30)
Céleri-rave cru (IG : 35)
Chou-rave (IG : 20)
Oignon (IG : 10)

Ces valeurs d'IG peuvent varier en fonction de divers facteurs, y compris la variété de l'aliment, sa maturité et la façon dont il est préparé. Par exemple l'IG des carottes augmente avec la cuisson, comme pour d'autres légumes racine (panais, navet, betterave, céleri-rave, ...). Vous pouvez trouver l'IG d'autres aliments en cherchant sur le web (chercher "IG + le nom de l'aliment") ou en utilisant des applications sur votre smartphone. Il est toujours préférable de consulter des sources fiables pour obtenir des données précises sur l'indice glycémique des aliments et de vérifier les informations trouvées en les comparant.

Ces aliments peuvent être intégrés dans un régime à indice glycémique bas pour favoriser une glycémie stable, une meilleure santé métabolique et une perte de poids. Assurez-vous de consulter les étiquettes nutritionnelles et de choisir des aliments non transformés ou peu transformés lorsque cela est possible.

En règle générale, plus la proportion d'aliments à IG bas ou nul est grande dans vos repas, plus vous pouvez perdre de poids.
Cependant vous devez tout de même faire attention à la quantité d'aliments à IG bas que vous consommez car il faut prendre en compte la charge glycémique comme on a vu au chapitre 3.

# 9. Méthodes pour réduire les effets de l'IG et de la charge glycémique des repas

Voici plusieurs techniques que vous devez prendre toutes pour habitudes pour réduire les effets de l'indice glycémique (IG) des aliments et la charge glycémique de vos repas.

**Choisir des aliments riches en fibres** :
Les fibres ralentissent la digestion des glucides et réduisent l'impact sur la glycémie. Optez pour des fruits (préférez les fruits moins mûrs car la maturation augmente la quantité de sucre et l'IG), des légumes, des légumineuses et des céréales complètes qui sont riches en fibres. Mais évitez au maximum les céréales soufflées, comme les galettes de riz, car l'extrusion augmente beaucoup l'IG, bien que ces produits soient vendus comme "diététiques".

**Associer les aliments avec des protéines et des graisses saines** :
Les protéines et les graisses saines ralentissent la digestion et peuvent abaisser la charge glycémique d'un repas. Ajoutez des protéines maigres comme le poulet, le poisson ou le tofu, ainsi que des graisses saines comme l'avocat, les noix et les graines.

**Privilégier les aliments à IG bas** :
Choisissez des aliments naturellement à faible IG, tels que les légumes non féculents, les fruits à indice glycémique modéré comme les baies, les agrumes et les pommes, les légumineuses, les céréales complètes et les produits laitiers faibles en matières grasses.

**Cuisiner les aliments de manière appropriée :**
Certaines méthodes de cuisson peuvent affecter l'indice glycémique des aliments. Privilégiez les méthodes de cuisson douces comme la cuisson à la vapeur, le pochage ou la cuisson lente, plutôt que les méthodes qui favorisent la caramélisation ou le brunissement, comme la friture. Il faut aussi limiter la cuisson des féculents (pâtes, riz) et faire des cuissons "al dente". Les féculents laissés refroidir ou réchauffés permettent aussi d'éviter les pics de glycémie.

**Manger des aliments fermentés :**
Les aliments fermentés, comme le yaourt et le kéfir, contiennent des probiotiques qui peuvent aider à réguler la glycémie en favorisant une meilleure santé intestinale.

**Éviter les aliments transformés et raffinés :**
Les aliments transformés et raffinés comme les biscuits, les gâteaux, les céréales sucrées et les sodas ont souvent un indice glycémique élevé. Évitez-les autant que possible et privilégiez les aliments entiers et non transformés.

**Profiter de l'effet de l'acidité :**
L'acidité permet de contrôler l'absorption des glucides en la ralentissant. Vous pouvez accompagner vos repas de boissons citronnées sans sucre ajouté et surtout de salades avec une vinaigrette à base de vinaigre et huile d'olive pour réduire l'effet de l'indice glycémique.

**Manger des repas équilibrés :**
Équilibrez votre assiette en incluant une combinaison de glucides, de protéines, de graisses saines et de fibres à chaque repas pour aider à stabiliser la glycémie. Répartissez votre assiette avec une moitié de légumes, un quart de protéines et un quart de glucides.

**Manger les glucides en dernier** :
Consommez les glucides en dernier pendant vos repas, cela aura pour double effet de ralentir l'absorption des glucides et de vous en faire consommer moins car vous serez déjà rassasié en commençant à les manger. Vous éviterez ainsi le pic de glycémie et vous réduirez la charge glycémique. Ainsi, mangez d'abord les protéines et les graisses avec les légumes puis les glucides. Les aliments avec les IG les plus élevés doivent être mangés en dernier.

**Contrôler les portions** :
Limitez la taille des portions d'aliments riches en glucides pour diminuer la charge glycémique et éviter une augmentation rapide de la glycémie. Optez pour des portions plus petites et complétez avec des protéines et des légumes.

En appliquant toutes ces techniques, vous pouvez réduire l'indice glycémique et la charge glycémique de vos repas pour ainsi maintenir une glycémie plus stable tout au long de la journée et favoriser votre perte de poids.

# 10. Planification des repas et des collations à faible IG

Voici un exemple de planification des repas et des collations à faible indice glycémique (IG) pour une semaine. Vous pouvez consommer ces repas tel quel, vous en inspirer pour créer vos repas ou créer vos propres repas à base d'aliments à faible IG que vous aimez.

Pour règle générale, tous vos repas doivent toujours contenir des aliments à IG bas ou nul (inférieur à 60) en plus grande proportion par rapport aux aliments avec un IG modéré ou élevé (supérieur à 60). Votre assiette doit être composée d'un quart de protéines, un quart de féculents à IG bas et une moitié de légumes que vous pouvez accompagner avec un peu de lipides.
Ce n'est pas la peine de vouloir suivre un menu avec des plats précis, cela peut même vous lasser et vous démotiver. Le plus important est de savoir la composition des aliments que vous mangez, si ce sont des protéines, lipides ou glucides et pour les glucides si ils ont un IG bas ou pas, et de manger selon les proportions déjà indiquées dans les chapitres précédents que vous pouvez revoir au besoin.

Pour ces menus les quantités ne sont pas indiquées, vous pourrez les ajuster selon vos besoins par rapport à vos dépenses énergétiques journalières que vous avez calculées dans les chapitres précédents ou à votre VQR obtenue dans Fatsecret.

**Petits-déjeuners :**

## Menu 1 :

Porridge avec flocons d'avoine (IG : 55) cuits dans du lait d'amande non sucré (IG : 25)
Garnir avec des baies fraîches (IG : variable selon le type de baies) et des graines de chia (IG : 15)
1 tranche de pain complet (IG : 50) avec du beurre d'amande (IG : 15)
Thé vert non sucré ou café noir

## Menu 2 :

Omelette aux légumes (sans pommes de terre) (IG : variable selon les légumes)
1 tranche de pain complet (IG : 50) avec de l'avocat (IG : 10)
Quelques noix (IG : 15) en complément
Infusion de plantes non sucrée ou café noir

## Menu 3 :

2 tranches de pain complet (IG : 50) grillées
1 avocat écrasé (IG : 10) assaisonné de sel et de poivre
2 œufs brouillés (IG : 0)
Boisson : Café noir ou thé vert non sucré
Fruits secs : Quelques noix ou amandes

## Menu 4 :

1 yaourt grec nature (IG : 25)
1/2 tasse de baies fraîches (IG : variable selon le type de baies)
1 cuillère à soupe de graines de chia (IG : 15)
Quelques noix (IG : 15)
Boisson : Infusion de plantes non sucrée

## Menu 5 :

1 portion de smoothie aux épinards, banane, protéine de lactosérum (whey) non sucrée et lait d'amande non sucré

1 tranche de pain complet (IG : 50) avec du beurre d'amande (IG : 15)

Boisson : Café au lait d'amande non sucré

Fruits secs : Quelques dattes ou abricots secs

## Menu 6 :

1/2 tasse de muesli maison (IG : variable selon les ingrédients), Ingrédients possibles : flocons d'avoine, graines de lin, noix hachées, cannelle.

1/2 tasse de yaourt grec nature (IG : 25)

1 cuillère à soupe de graines de lin moulues (IG : 35)

Boisson : Thé vert non sucré

Fruits secs : Quelques figues ou pruneaux séchés

## Menu 7 :

2 crêpes à la farine de coco (IG : variable selon la recette)

Garniture : 1/2 tasse de fruits frais  (comme les fraises ou les myrtilles)

Une cuillère à soupe de yaourt grec nature (IG : 25)

Boisson : Café noir ou café au lait d'amande non sucré

Fruits secs : Quelques pruneaux ou morceaux d'ananas séchés

**Déjeuners :**

## Menu 1 :

Salade verte (IG : 15) avec du poulet grillé (IG : 0), des légumes croquants (IG : variable selon les légumes) et une vinaigrette à base d'huile d'olive (IG : 0).

Quinoa (IG : 35) ou lentilles vertes (IG : 25) en accompagnement.

1 tranche de pain complet (IG : 50) en option.

Eau citronnée ou thé non sucré.

## Menu 2 :

Poisson cuit au four (IG : 0) avec légumes rôtis (IG : variable selon les légumes) et une sauce à base de yaourt grec (IG : 11).
Patate douce cuite au four (IG : 55) ou légumes-racines (IG : variable selon les légumes) en accompagnement.
Eau infusée ou tisane non sucrée.

## Menu 3 :

Salade de quinoa (IG : 35) avec poivrons, courgettes et tomates grillés
Vinaigrette à base d'huile d'olive (IG : 0) et de vinaigre balsamique (IG : 5)
Poulet grillé assaisonné avec des herbes et des épices (IG : 0)
Boisson : Eau citronnée ou thé glacé non sucré

## Menu 4 :

Filet de poisson (comme le saumon ou le cabillaud) (IG : 0) cuit au four avec des herbes et du citron
Légumes sautés (comme les brocolis, les champignons et les carottes) dans de l'huile d'olive (IG : 0)
Riz basmati (IG : 58) ou quinoa (IG : 35) en accompagnement (portion contrôlée)
Boisson : Eau pétillante avec une tranche de citron

## Menu 5 :

Wrap de blé entier (IG : 50) garni de poulet grillé, avocat écrasé (IG : 10), laitue et tomates
Une portion de haricots noirs (IG : 30) assaisonnés avec de l'ail, du cumin et du paprika
Boisson : Eau infusée aux agrumes ou thé vert non sucré

## Menu 6 :

Tofu sauté (IG : 15) avec des légumes (comme les poivrons, les oignons et les pois mange-tout) dans une sauce soja légère

Riz brun (IG : 50) ou quinoa (IG : 35) en accompagnement (portion contrôlée)
Boisson : Eau de coco ou tisane non sucrée

## Menu 7 :

Salade de lentilles (IG : 30) avec des légumes frais (comme les concombres, les poivrons et les tomates) et du fromage feta émietté (IG : 0)
Vinaigrette à base d'huile d'olive (IG : 0) et de vinaigre de vin rouge (IG : 0)
Poignée de noix (IG : 15) mélangées à la salade pour une touche de croquant
Boisson : Infusion de plantes non sucrée ou eau gazeuse naturelle


**Dîners :**

## Menu 1 :

Poulet sauté aux légumes (sans sauce sucrée) (IG : variable selon les légumes).
Riz basmati (IG : 58) ou quinoa (IG : 35) en accompagnement.
Eau citronnée ou infusion de plantes non sucrée.

## Menu 2 :

Tofu sauté avec des légumes (sans sauce sucrée) (IG : variable selon les légumes).
Nouilles de courgettes (IG : 15) ou de konjac (IG : 0) en option.
Eau infusée ou tisane non sucrée.

## Menu 3 :

Poulet rôti assaisonné avec des herbes et du citron (IG : 0)
Légumes rôtis au four (comme les carottes, les poivrons et les courgettes) avec de l'huile d'olive (IG : 0)
Quinoa (IG : 35) ou lentilles vertes (IG : 30) en accompagnement
Boisson : Eau citronnée ou tisane non sucrée

## Menu 4 :

Filet de poisson (comme le cabillaud ou le tilapia) en croûte d'amandes (IG : 0)

Salade verte (IG : 15) avec des tomates cerises, des concombres et une vinaigrette à base d'huile d'olive (IG : 0) et de vinaigre balsamique (IG : 5)

Patate douce cuite au four (IG : 55) ou légumes-racines (IG : variable selon les légumes)

Boisson : Eau pétillante avec une tranche de citron ou thé glacé non sucré

## Menu 5 :

Chili végétarien aux haricots rouges (IG : 40) avec des légumes (comme les poivrons, les oignons et les tomates) et des épices

Avocat tranché (IG : 10) en garniture

Riz basmati (IG : 58) ou quinoa (IG : 35) en accompagnement (portion contrôlée)

Boisson : Eau infusée aux agrumes ou tisane non sucrée

## Menu 6 :

Filet de saumon (IG : 0) grillé avec du citron et des herbes

Asperges (IG : 15) grillées ou cuites à la vapeur

Patate douce cuite au four (IG : 55) ou légumes-racines (IG : variable selon les légumes)

Boisson : Eau de coco ou tisane non sucrée

## Menu 7 :

Curry de pois chiches (IG : 20) avec des tomates, des épices indiennes et du lait de coco léger

Chou-fleur (IG : 15) rôti au four avec du cumin et du paprika

Riz basmati (IG : 58) ou quinoa (IG : 35) en accompagnement (portion contrôlée)

Boisson : Eau citronnée ou tisane non sucrée

**Collations** :

Menu 1 :

Une poignée de baies fraîches (IG : variable selon le type de baies) ou de légumes croquants (IG : variable selon le type de légumes).

Menu 2 :

Yaourt grec nature (IG : 25) avec des graines de lin (IG : 35) et des morceaux de fruits à faible IG (comme les baies).
Ou une poignée de noix (IG : 15) et des légumes crus (IG : variable selon le type de légumes).

Menu 3 :

Une petite portion de fromage cottage ou ricotta (IG : 30) avec des bâtonnets de légumes (IG : variable selon le type de légumes).
Ou une tisane non sucrée avec une tranche de pain complet (IG : 50) et du beurre d'amande (IG : 25).

Menu 4 :

1 portion de yaourt grec nature (IG : 25)
Une poignée de baies fraîches (IG : variable selon le type de baies)
Une cuillère à soupe de graines de chia (IG : 15)
Une poignée de noix ou d'amandes (IG : 15)

Menu 5 :

Bâtonnets de légumes frais (comme les carottes, les concombres et les poivrons) (IG : variable selon le type de légumes)
2 cuillères à soupe de houmous (IG : 35)
Quelques olives pour une touche de saveur (IG : 0)

Menu 6 :

1 portion de smoothie aux épinards, banane, protéine de lactosérum (whey) non sucrée et lait d'amande non sucré
Une poignée de noix ou d'amandes (IG : 15)

Menu 7 :
Mélange de fruits secs à faible IG (comme les pruneaux, les abricots secs et les figues) (IG : variable selon le type de fruits secs)
Une poignée de noix ou d'amandes (IG : 15)

En choisissant des aliments à faible IG tout au long de la journée et en les combinant de manière équilibrée avec des protéines, des graisses saines et des fibres, vous pouvez maintenir une glycémie stable, favoriser une meilleure santé métabolique et une perte de poids.

N'hésitez pas à ajuster les portions et les ingrédients en fonction de vos préférences alimentaires et de vos besoins nutritionnels.
Vous pouvez également consulter un professionnel de santé ou un nutritionniste pour une planification personnalisée en fonction de vos besoins individuels et de votre état de santé.

**Repas "Cheat meal" :**
Une fois par semaine vous pouvez faire un repas "cheat meal", c'est-à-dire un repas où vous pouvez manger tout ce que vous voulez sans réfléchir. Ce repas permet à votre organisme de comprendre qu'il ne va manquer de rien suite à votre changement d'alimentation, ainsi votre organisme ne passera pas en mode "famine" et ne va pas se mettre à réduire ses dépenses énergétiques de base ou à stocker des réserves, ce qui ferait stagner votre poids. Ce "cheat meal" vous aidera à continuer à perdre du poids. Cependant, évitez quand même les excès qui pourraient annuler les progrès réalisés et notez ce repas dans Fatsecret.

# 11. Conseils pour maintenir un régime à IG bas à long terme

## 11.1. Les obstacles matériels à surmonter

Voici quelques obstacles matériels qui peuvent entraver la capacité d'une personne à suivre un régime jusqu'au résultat souhaité.

**Accès aux aliments sains :**
Pour suivre un régime, il est important d'avoir accès à des aliments sains et nutritifs. Cependant, dans certaines conditions, il peut être difficile de trouver des produits frais et des options alimentaires saines, ce qui rend plus difficile le respect d'un régime équilibré.
Vous pouvez trouver des produits sains dans tous les magasins en lisant bien les informations nutritionnelles sur les emballages et en sachant lesquels choisir grâce aux conseils de ce livre. Si un magasin est éloigné de chez vous, vous pouvez acheter des quantités en réserve.

**Coût des aliments sains :**
Les aliments frais ou biologiques peuvent être plus coûteux que les produits transformés et moins sains. Pour certaines personnes, un coût élevé des aliments sains peut constituer un obstacle financier à la mise en œuvre d'un régime alimentaire sain et équilibré.
Un régime à faible IG ne réclame pas un grand budget car vous pouvez acheter des produits simples adaptés à ce régime. Il suffit de bien les sélectionner en lisant leurs informations nutritionnelles sur les emballages. Mais si vous voulez acheter des produits haut de gamme, vous pouvez faire des économies sur des dépenses moins importantes pour pouvoir vous procurer ces aliments de meilleure qualité.

**Manque de temps :**

La préparation de repas sains et équilibrés peut être chronophage, surtout pour les personnes occupées avec des emplois à temps plein, des obligations familiales et d'autres responsabilités. Le manque de temps peut rendre difficile la planification des repas et la préparation d'aliments frais à chaque repas.

Essayez de vous organiser en faisant le plus important en premier, de vous déconnecter des réseaux sociaux qui vous font perdre du temps, de faire des préparations culinaires simples et rapides ou de faire des préparations avec des quantités d'avance à garder au frais ou congelées.

**Travail et vie sociale :**

La prise de repas pendant vos journées de travail ou pendant vos soirées en famille ou entre amis peut vous empêcher de suivre un régime alimentaire.

Essayez de préparer vos repas à emporter la veille au lieu d'acheter des plats industriels. Si vous devez acheter des plats industriels, vous pouvez quand même les choisir en fonction de l'indice glycémique des aliments qui le composent. Pour vos soirées en famille ou entre amis, si elles sont occasionnelles vous pouvez faire quelques écarts mais dans tous les cas vous pouvez toujours faire attention à l'indice glycémique des aliments que vous consommez.

**Disponibilité des ustensiles de cuisine :**

Pour préparer des repas sains à la maison, il est important d'avoir les bons ustensiles de cuisine, tels que des casseroles, des poêles et des appareils électroménagers. Le manque d'équipement adéquat peut rendre difficile la préparation de repas sains et équilibrés à la maison.

Si vous n'êtes pas équipé, vous pouvez vous procurer le matériel nécessaire un peu à la fois.

**Publicités et tentations alimentaires :**
La publicité omniprésente pour les aliments transformés et riches en calories peut influencer les choix alimentaires d'une personne et la pousser à succomber à des tentations alimentaires malsaines. Les restaurants rapides, les distributeurs automatiques et les promotions sur les aliments transformés peuvent également constituer des obstacles à la poursuite d'un régime alimentaire sain.

Vous pourrez résister plus facilement à ses tentations en étant rassasié avec des repas à faible indice glycémique. Vous pourrez aussi faire un écart occasionnel tant que ça ne devient pas une habitude.

**Restrictions alimentaires spéciales :**
Certaines personnes doivent suivre des régimes alimentaires spéciaux en raison d'allergies, d'intolérances alimentaires ou de conditions médicales. Ces restrictions alimentaires spéciales peuvent rendre difficile la disponibilité des options alimentaires nécessaires et créer des obstacles supplémentaires à la mise en œuvre d'un régime alimentaire sain.

Cependant vous pouvez toujours choisir vos aliments parmi ceux autorisés en fonction de leur indice glycémique pour pouvoir suivre le régime à IG bas.

En surmontant ces obstacles matériels, il devient possible de créer un environnement propice à la mise en œuvre d'un régime alimentaire sain et équilibré. Cela peut inclure des stratégies telles que la planification des repas, la recherche de sources abordables d'aliments sains, et l'organisation de son emploi du temps pour trouver du temps pour la préparation des repas.

## 11.2. Les obstacles psychologiques à surmonter

Voici quelques mécanismes psychologiques courants qui peuvent entraver la capacité d'une personne à suivre un régime jusqu'au résultat souhaité.

**Motivation temporaire** :
Souvent, la motivation pour perdre du poids peut être forte au début, mais elle peut diminuer au fil du temps. Lorsque la motivation diminue, il devient plus difficile de maintenir la discipline nécessaire pour suivre un régime.
Vous devez toujours garder votre objectif en tête, vous rappeler le pourquoi qui vous a motivé à commencer et chercher des solutions aux obstacles matériels ainsi vous pourrez entretenir votre motivation.

**Gratification instantanée** :
Les aliments riches en calories et en sucres peuvent offrir une gratification instantanée, tandis que les résultats d'un régime peuvent prendre du temps à se manifester. Cette préférence pour la gratification instantanée peut rendre difficile de résister aux tentations alimentaires et de rester sur la bonne voie avec un régime à long terme.
Vous devez vous dire que la gratification obtenue plus tard sera plus grande que la gratification instantanée. Vous faites un petit sacrifice pour avoir quelque chose de bien meilleur, c'est ce qui doit vous motiver.
Si vous perdez patience en voyant votre poids stagner ou ne pas diminuer selon vos attentes, rappelez-vous que vous avez mis du temps pour prendre du poids, ça prendra du temps aussi pour en perdre, c'est normal et il faut persévérer en étant sur la bonne voie.

**Restriction excessive** :
Les régimes restrictifs qui excluent complètement certains aliments ou groupes d'aliments peuvent conduire à des sentiments de

privation et de frustration. Cette privation peut entraîner des épisodes de suralimentation émotionnelle et saboter les efforts pour suivre le régime à long terme.

Le régime à faible IG ne réclame pas de restrictions excessives cependant les restrictions qu'il demande peuvent vous sembler excessives. Si vous avez du mal à vous passer d'un aliment à IG élevé, vous pourrez quand même en consommer occasionnellement, pendant un repas "cheat meal" et en utilisant les techniques pour réduire la charge glycémique qu'on a vu dans un chapitre précédent. Vous pouvez utiliser ces occasions comme une récompense pour des résultats de poids obtenus pour entretenir votre motivation.

**Croyances limitantes :**

Les croyances négatives sur soi-même, telles que "Je ne peux pas perdre du poids" ou "Je ne mérite pas d'être en forme", peuvent entraver la capacité d'une personne à suivre un régime. Ces croyances peuvent être profondément enracinées et nécessiter un travail psychologique pour les surmonter.

Vous fixer un objectif à atteindre sans penser à rien d'autre peut vous aider à surmonter ces croyances.

**Automatisation des habitudes :**

Les habitudes alimentaires sont souvent enracinées dans notre routine quotidienne. Manger émotionnellement, grignoter devant la télévision ou succomber à des tentations alimentaires peuvent être des comportements automatiques difficiles à briser, même avec la meilleure intention de suivre un régime.

Nous allons voir dans la prochaine partie quelques conseils pour vous aider à changer vos habitudes.

**Stress et émotions :**

Le stress, l'anxiété, la tristesse et d'autres émotions négatives peuvent conduire à des comportements alimentaires compulsifs ou à une suralimentation émotionnelle. Ces émotions peuvent être des déclencheurs pour abandonner un régime ou céder à des envies alimentaires malsaines.

Ces moments sont passagers et lorsqu'ils sont passés vous devez revenir à votre objectif à atteindre. Vous pouvez utiliser des techniques de "lâcher prise" ou de méditation pour vous aider à surmonter vos émotions.

**Pression sociale** :

La pression sociale peut jouer un rôle important dans nos choix alimentaires. Les repas en groupe, les invitations à des événements sociaux et les commentaires des autres peuvent influencer nos décisions alimentaires et rendre difficile de suivre un régime dans des situations sociales.

Les personnes qui vous influencent ne sont pas dans le même cas que vous ainsi leur avis peut être mauvais pour vous. Vous pouvez vous entraîner à reconnaître ces cas de pression pour vous en détacher.

**Perfectionnisme** :

Le désir d'être parfait dans la poursuite d'un régime peut conduire à des attentes irréalistes et à une tendance à abandonner dès que des écarts se produisent. Le perfectionnisme peut également entraîner une mauvaise image de soi et des sentiments de culpabilité en cas d'échec.

Vous devez vous fixer un objectif réaliste et réalisable puis être indulgent avec vous-même et patient en acceptant chaque réussite ou échec comme un pas vers votre objectif. Une réussite vous permet d'avancer et un échec vous permet d'apprendre pour avancer ensuite.

En comprenant ces mécanismes psychologiques, il devient possible de les aborder de manière proactive afin d'améliorer les chances de succès dans la poursuite d'un régime alimentaire. Cela peut inclure des stratégies telles que le renforcement de la motivation, la gestion du stress et des émotions, la mise en place d'objectifs réalistes et la recherche de soutien social et professionnel si nécessaire

## 11.3.   Changer ses habitudes

Ce sont vos habitudes alimentaires qui vous ont mené à votre poids actuel. Ainsi pour changer votre poids, vous devez changer ces habitudes.
**Pour changer vos mauvaises habitudes, vous devez agir en faisant le plus vite possible le premier pas vers votre nouvelle habitude bénéfique.**

Changer des habitudes, qu'elles soient alimentaires ou non, peut être un défi, mais voici quelques-uns des meilleurs moyens de le faire.

Pour changer vos habitudes alimentaires vous devez suivre les conseils suivants.

**Éducation nutritionnelle :**
Apprenez les bases de la nutrition et de la santé alimentaire pour comprendre les choix alimentaires les plus bénéfiques pour votre corps. Vous avez déjà vu cela dans les premiers chapitres de ce livre que vous pouvez relire régulièrement pour vous rafraîchir la mémoire.

**Planification des repas :**
Prévoyez vos repas à l'avance pour éviter les choix alimentaires impulsifs ou peu sains. Incluez une variété d'aliments à IG bas et équilibrés dans votre planification.

**Gestion des portions :**
Apprenez à contrôler les portions en utilisant des assiettes plus petites, en pratiquant la mesure des portions et en écoutant les signaux de votre corps pour reconnaître la satiété.

**Ajout progressif d'aliments à IG bas** :
Intégrez progressivement des aliments à IG bas que vous aimez dans votre alimentation quotidienne pour remplacer des aliments à IG élevé. Cela peut rendre le processus de transition plus agréable et durable.

**Pratiquer la pleine conscience alimentaire** :
Apprenez à manger en pleine conscience en savourant chaque bouchée, en prêtant attention aux signaux de faim et de satiété de votre corps, et en éliminant les distractions pendant les repas.

**Trouver un soutien social** :
Cherchez le soutien de votre famille, de vos amis ou d'un groupe de soutien pour vous encourager et vous responsabiliser dans vos efforts pour changer vos habitudes alimentaires. Pour cela vous pouvez participer à la communauté de Fatsecret.

Vous pouvez aussi utiliser les techniques suivantes utiles pour changer des habitudes en général en les adaptant pour votre perte de poids.

**Fixer des objectifs spécifiques** :
Identifiez ce que vous voulez changer et définissez des objectifs clairs et réalisables. Assurez-vous qu'ils soient spécifiques, mesurables, atteignables, pertinents et limités dans le temps (selon la méthode SMART). Ce qui signifie que pour votre poids vous devez vous fixer un objectif de poids à atteindre en un temps raisonnable. En règle générale, prévoyez de perdre au maximum 1 kg par semaine. Par exemple, si vous voulez perdre 10 kg, prévoyez au moins 10 semaines pour atteindre cet objectif. Prévoyez 20 semaines si vous voulez faire moins d'efforts pour l'atteindre.

**Commencer petit :**
Au lieu d'essayer de tout changer en une seule fois, commencez par de petits changements progressifs. Cela rendra le processus plus réalisable et moins intimidant. Après avoir défini un poids final à atteindre et un temps pour y arriver, donnez-vous un premier objectif de poids facile à atteindre en un temps raisonnable puis vous pouvez recommencer cet objectif jusqu'à atteindre votre poids final. Par exemple, si vous voulez perdre 10 kg, donnez-vous pour premier objectif de perdre 5 kg en 2 mois puis pareil pour les 5 kg suivants.

**Identifier les déclencheurs :**
Identifiez les situations, les émotions ou les habitudes qui déclenchent vos comportements actuels. Comprendre ces déclencheurs peut vous aider à anticiper et à mieux gérer les moments où vous êtes tenté de retomber dans vos anciennes habitudes. Faites cela pour comprendre vos envies alimentaires et réussir à corriger vos mauvaises habitudes en gérant les déclencheurs.

**Modifier l'environnement :**
Modifiez votre environnement pour le rendre favorable aux nouveaux comportements que vous souhaitez adopter. Cela peut inclure éliminer les tentations, rendre les comportements souhaités plus faciles à réaliser ou trouver un soutien social.
En ce qui concerne votre alimentation, vous pouvez cacher les aliments à IG élevé dans des placards ou mieux ne plus les acheter et mettre les aliments à IG bas à portée de main.

**Se concentrer sur le positif :**
Concentrez-vous sur les aspects positifs du changement que vous voulez apporter plutôt que sur les aspects négatifs de vos anciennes habitudes. Visualisez les bénéfices et les succès que vous obtiendrez en adoptant de nouvelles habitudes.

Essayez aussi de visualiser les émotions positives que vous allez avoir quand vous aurez atteint votre objectif de poids.

Nous avons vu jusqu'ici comment changer votre alimentation pour suivre un régime à IG bas en surmontant les obstacles matériels et psychologiques et en changeant vos habitudes. Nous allons voir dans le prochain chapitre comment l'activité physique peut vous aider à atteindre votre objectif de poids.

## 12. L'importance de l'activité physique avec un régime à IG bas

L'activité physique est facultative dans le cadre d'un régime mais elle apporte des bienfaits qui peuvent vous aider aussi à perdre du poids. Vous pouvez donc profiter de ces bienfaits mais en faisant attention au fait que la chose la plus importante pour perdre du poids est l'alimentation et que l'activité physique ne doit pas vous inciter à manger plus en pensant que vous devez récupérer de vos efforts. En effet votre corps est efficace ce qui lui permet de faire des efforts sans consommer beaucoup de calories. Cela dit, voyons les bienfaits de l'activité physique.

### 12.1. Les bienfaits de l'activité physique

**Gestion du poids :**
L'exercice régulier aide à brûler des calories et à maintenir un poids santé. En combinant un régime alimentaire à faible IG avec de l'exercice, vous pouvez favoriser la perte de poids de manière plus efficace.

**Stabilité de la glycémie :**
L'activité physique régulière contribue à améliorer la sensibilité à l'insuline et à stabiliser la glycémie. Cela signifie que votre corps peut mieux contrôler la quantité de sucre dans votre sang, ce qui est particulièrement important pour les personnes suivant un régime à IG bas, car cela aide à prévenir les pics de glycémie.

**Augmentation de l'énergie :**
L'exercice régulier peut augmenter votre niveau d'énergie et améliorer votre humeur. Cela vous permettra de rester motivé pour

suivre votre régime à IG bas et de maintenir des habitudes saines à long terme.

**Renforcement musculaire et tonification** :
L'activité physique, en particulier les exercices de résistance comme la musculation, aide à renforcer les muscles et à tonifier le corps. Cela peut également contribuer à améliorer votre composition corporelle en remplaçant la graisse par du muscle. La prise de muscle va aussi augmenter votre métabolisme de base ce qui va vous permettre d'augmenter votre dépense énergétique même au repos.

**Santé cardiovasculaire** :
L'exercice régulier est bénéfique pour la santé cardiovasculaire en renforçant le cœur et en améliorant la circulation sanguine. Cela réduit le risque de maladies cardiovasculaires, qui peuvent être associées à un régime alimentaire non équilibré.

En résumé, l'activité physique est un complément à un régime à IG bas pour favoriser la perte de poids, maintenir une glycémie stable, augmenter l'énergie, renforcer les muscles, améliorer la santé cardiovasculaire et favoriser le bien-être général. Il est recommandé de combiner des exercices cardiovasculaires (comme la marche, la course à pied, la natation) avec des exercices de renforcement musculaire et de flexibilité pour des résultats optimaux.

## 12.2. Exercices physiques à domicile

Vous pouvez pratiquer des activités physiques sans aller dans une salle de sport, comme la marche, la course à pied ou la musculation. Pratiquer des exercices physiques chez vous permet de supprimer l'étape d'aller à la salle de sport, cela élimine un obstacle qui peut vous démotiver, ainsi vous pourrez réussir à faire des exercices partout et à tout moment selon votre disponibilité.

Il faut intégrer les activités physiques dans votre routine quotidienne en trouvant les moments où vous pouvez les pratiquer, en regardant la TV par exemple au lieu de rester assis dans le canapé.

Vous aurez plus de bénéfices à faire un peu d'activités physiques régulièrement plutôt qu'une grosse séance d'activités physiques occasionnellement.

Vous pouvez aussi consulter le chapitre 11.3 de ce livre pour avoir des conseils sur comment changer vos habitudes pour réussir à intégrer les activités physiques dans vos journées.

Voici une liste d'exercices physiques que vous pouvez faire chez vous, avec des explications sur la manière de les pratiquer, ainsi que des accessoires éventuels du quotidien que vous pouvez utiliser. Vous pouvez faire ces exercices par séries de 10 ou 20 à répéter plusieurs fois selon vos capacités physiques. En fonction de vos progrès vous pourrez augmenter le nombre de séries et de répétitions.

Ces exercices vous permettront de conserver ou augmenter votre masse musculaire.

Vous pouvez aussi pratiquer régulièrement de l'aérobic, du cardio, du HIIT, du LISS ou autres variantes (vous pouvez trouver de nombreuses vidéos sur YouTube pour vous guider) ainsi que de la marche à pied à allure modérée ou soutenue ce qui est très efficace pour favoriser votre perte de poids.

**Squats** :
Debout, les pieds écartés à la largeur des épaules.

Pliez les genoux et descendez les hanches comme si vous vous asseyiez sur une chaise, sans décoller les talons du sol.

Gardez le dos droit et descendez jusqu'à ce que vos cuisses soient parallèles au sol.

Revenez à la position de départ en poussant à travers vos talons.

Accessoire : Utilisez une chaise ou un tabouret pour vous asseoir dessus légèrement, puis revenez à la position debout.

**Pompes (push-ups)** :

En position de planche, en appui sur la paume des mains et la pointe de vos pieds (vous pouvez aussi vous mettre en appui sur vos genoux au lieu des pieds pour faciliter l'exercice), les mains légèrement plus larges que les épaules.

Abaissez lentement votre corps vers le sol en pliant les coudes.

Gardez le corps aligné et ne laissez pas les hanches s'affaisser.

Revenez à la position de départ en poussant à travers les paumes de vos mains.

Accessoire : Utilisez un tapis de yoga ou une serviette pour plus de confort.

Utilisez un rebord de table ou un comptoir pour des pompes inclinées si vous débutez.

**Fentes** :

Debout, avancez un pied loin devant vous et pliez les deux genoux pour descendre vers le sol.

Gardez le genou avant aligné avec la cheville et le genou arrière presque touchant le sol.

Revenez à la position debout en poussant à travers le talon du pied avant.

Répétez de l'autre côté.

Accessoire : Tenez-vous à un meuble stable ou à une chaise pour l'équilibre si nécessaire.

**Planche** :

En position de planche, en appui sur les coudes et la pointe des pieds, maintenez votre corps en ligne droite des talons à la tête.

Contractez les abdominaux et les fessiers pour maintenir la position.

Évitez de laisser les hanches s'affaisser ou de les lever trop haut.

Tenez aussi longtemps que possible.

Accessoire : Utilisez un tapis de yoga ou une serviette pour plus de confort.

**Sauts à la corde (avec ou sans corde)** :

Sautez sur place en simulant le mouvement de saut à la corde.

Fléchissez légèrement les genoux à chaque atterrissage pour absorber l'impact.

Gardez les bras près du corps et utilisez-les pour imiter le mouvement de la corde.

Accessoire : Aucun accessoire nécessaire, mais vous pouvez utiliser une corde à sauter si vous en avez une.

**Superman** :

Allongez-vous sur le ventre, les bras tendus devant vous.

Soulevez simultanément les bras, la poitrine et les jambes du sol.

Maintenez cette position pendant quelques secondes en contractant les muscles du dos.

Abaissez-vous lentement vers le sol et répétez.

Accessoire : Tapis de yoga ou serviette pour plus de confort.

**Triceps Dips avec une chaise** :

Asseyez-vous sur le bord d'une chaise, les mains posées sur le bord de l'assise à côté des hanches.

Glissez les fesses hors de la chaise avec les jambes allongées et pliez les coudes pour descendre le corps vers le sol.

Gardez les coudes près du corps et abaissez-vous jusqu'à ce que les coudes soient pliés à environ 90 degrés.

Poussez à travers les paumes pour revenir à la position de départ.

Accessoire : Utilisez une chaise stable et solide.

**Flexions de biceps avec des bouteilles d'eau** :

Tenez une bouteille remplie d'eau dans chaque main, les bras le long du corps.

Fléchissez les coudes pour lever les bouteilles vers les épaules.

Contractez les muscles des biceps en haut du mouvement, puis abaissez lentement les bouteilles vers le bas.

Répétez le mouvement pour le nombre souhaité de répétitions.

Accessoire : Utilisez des bouteilles remplies avec du sable pour ajouter de la résistance.

**Crunch (abdominaux)** :
Allongez-vous sur le dos, les genoux pliés et les pieds à plat sur le sol.
Croisez les bras sur la poitrine ou placez-les derrière la tête.
Contractez les abdominaux et soulevez la tête, les épaules et le haut du dos du sol.
Gardez le bas du dos en contact avec le sol et expirez en montant.
Revenez lentement à la position de départ et répétez.
Accessoire : Utilisez un tapis de yoga ou une serviette pour plus de confort.

**Planche latérale** :
Allongez-vous sur le côté, en vous appuyant sur un coude plié et le côté du pied.
Soulevez vos hanches du sol, formant une ligne droite de la tête aux pieds.
Contractez les abdominaux et maintenez la position pendant quelques secondes.
Abaissez lentement les hanches vers le sol et répétez de l'autre côté.
Accessoire : Utilisez un tapis de yoga ou une serviette pour plus de confort.

Ces exercices peuvent être réalisés chez vous avec peu ou pas d'équipement, en utilisant des accessoires du quotidien pour rendre les mouvements plus confortables ou pour ajuster l'intensité selon vos besoins. Assurez-vous de consulter un professionnel de la santé avant de commencer tout nouveau programme d'exercice, surtout si vous avez des préoccupations médicales.

# 13. Réponses aux questions fréquentes sur le régime à IG bas

Voici quelques réponses à des questions que vous pouvez vous poser par rapport au régime à indice glycémique bas.

**Qu'est-ce que l'indice glycémique (IG) et comment fonctionne-t-il dans un régime alimentaire ?**
L'indice glycémique est une mesure qui classe les aliments en fonction de leur impact sur la glycémie (taux de sucre dans le sang) après leur consommation. Dans un régime à indice glycémique bas, les aliments qui ont un IG bas sont privilégiés car ils provoquent une élévation plus lente et modérée de la glycémie.

**Quels sont les avantages du régime à indice glycémique bas ?**
Les avantages incluent la régulation de la glycémie, la réduction des fringales et des fluctuations de l'énergie, la promotion de la perte de poids et la prévention des maladies chroniques comme le diabète de type 2 et les maladies cardiovasculaires.

**Quels aliments sont recommandés dans un régime à indice glycémique bas ?**
Les aliments recommandés sont principalement des glucides complexes, des protéines maigres, des graisses saines, des fruits et légumes non féculents, des légumineuses et des céréales complètes.

**Quels aliments faut-il éviter dans un régime à indice glycémique bas ?**
Les aliments à indice glycémique élevé comme les produits sucrés, les céréales raffinées, les sodas, les pâtisseries, les snacks

transformés et les aliments riches en amidon sont à éviter strictement.

**Puis-je consommer des fruits dans un régime à indice glycémique bas ?**

Oui, mais il est recommandé de privilégier les fruits à IG bas ou modéré comme les baies, les pommes, les poires et les agrumes, plutôt que les fruits trop sucrés comme les bananes et les raisins.

**Combien de temps faut-il suivre un régime à indice glycémique bas pour voir des résultats ?**

Les résultats peuvent varier d'une personne à l'autre, mais vous pouvez commencer à ressentir les effets positifs sur votre glycémie et votre énergie en quelques semaines. Pour des résultats durables, il est recommandé de suivre ce type de régime à long terme.

**Le régime à indice glycémique bas convient-il à tout le monde ?**

En général, le régime à indice glycémique bas est sûr pour la plupart des gens. Cependant, il est toujours préférable de consulter un professionnel de la santé avant de commencer tout nouveau régime, surtout si vous avez des conditions médicales préexistantes.

**Puis-je perdre du poids en suivant un régime à indice glycémique bas ?**

Oui, le régime à indice glycémique bas favorise la perte de poids en évitant les pics de glycémie, en réduisant les fringales, en contrôlant ainsi l'appétit et en favorisant la combustion des graisses.

**Comment puis-je savoir si un aliment a un indice glycémique bas ?**

Vous pouvez consulter des tableaux d'indice glycémique en ligne (cherchez IG + le nom de l'aliment) ou au chapitre 8 de ce livre. En général, les aliments riches en fibres, en protéines et en graisses saines ont tendance à avoir un IG plus bas.

**Puis-je tricher de temps en temps sur un régime à indice glycémique bas ?**

Occasionnellement, vous pouvez vous permettre des écarts, mais cela doit rester l'exception plutôt que la règle. L'objectif est de maintenir une alimentation équilibrée à indice glycémique bas dans l'ensemble pour en tirer pleinement les avantages.

**Le régime à indice glycémique bas est-il difficile à suivre en raison de restrictions alimentaires ?**

Certaines personnes peuvent trouver les restrictions alimentaires du régime à indice glycémique bas difficiles à suivre, en particulier au début. Cependant, avec le temps, cela devient souvent plus facile à mesure que de nouvelles habitudes alimentaires sont adoptées. De plus ce régime offre une grande variété d'aliments délicieux à indice glycémique bas, y compris des fruits, des légumes, des protéines maigres et des grains entiers, ce qui rend le plan alimentaire agréable et satisfaisant.

**Est-ce que le régime à indice glycémique bas limite trop les choix alimentaires ?**

Bien que le régime à indice glycémique bas limite certains aliments à indice glycémique élevé, il existe toujours une grande variété d'aliments à indice glycémique bas à choisir, y compris des fruits, des légumes, des céréales, des légumineuses et des protéines maigres.

**Le régime à indice glycémique bas peut-il entraîner des carences nutritionnelles ?**

Si le régime est mal équilibré ou suivi de manière extrême, il pourrait entraîner des carences nutritionnelles. Il est donc important de planifier soigneusement les repas pour s'assurer d'obtenir tous les nutriments nécessaires.

**Le régime à indice glycémique bas est-il trop restrictif pour les personnes actives ou sportives ?**

Pour les personnes très actives ou sportives, il peut être nécessaire d'ajuster la quantité et le type de glucides consommés pour répondre aux besoins énergétiques. Cependant, il est toujours possible de suivre un régime à indice glycémique bas en incluant des sources de glucides appropriées.

**Le régime à indice glycémique bas peut-il causer des baisses d'énergie ou des fringales ?**

Certains individus peuvent ressentir des baisses d'énergie ou des fringales initiales lorsqu'ils passent à un régime à indice glycémique bas, car leur corps s'adapte à un apport en glucides plus faible. Cependant, ces symptômes sont souvent temporaires et s'améliorent avec le temps.

**Le régime à indice glycémique bas est-il adapté à tous les modes de vie, y compris les repas à l'extérieur ou les voyages ?**

Bien que suivre un régime à indice glycémique bas puisse présenter des défis lors des repas à l'extérieur ou en voyage, il est généralement possible de faire des choix alimentaires appropriés en planifiant à l'avance et en recherchant des options à indice glycémique bas sur les menus.

**Le régime à indice glycémique bas peut-il entraîner une perte de masse musculaire ?**

Si le régime est mal équilibré ou suivi de manière extrême, il pourrait entraîner une perte de masse musculaire. Cependant, cela peut être évité en incluant suffisamment de protéines dans l'alimentation et en pratiquant régulièrement une activité physique, en particulier la musculation.

**Le régime à indice glycémique bas peut-il entraîner des troubles alimentaires ou des comportements obsessionnels ?**

Pour certaines personnes, suivre un régime à indice glycémique bas peut déclencher des comportements alimentaires restrictifs ou obsessionnels. Il est important de maintenir une approche équilibrée et flexible envers l'alimentation pour éviter de développer des troubles alimentaires.

**Le régime à indice glycémique bas peut-il être coûteux en raison de la nécessité d'acheter des aliments spécifiques ?**
Bien que certains aliments à indice glycémique bas puissent être plus chers que d'autres, il est possible de suivre un régime à indice glycémique bas de manière économique en choisissant des options abordables comme les légumineuses, les céréales complètes et les légumes de saison.

**Le régime à indice glycémique bas peut-il causer des troubles digestifs ou des problèmes gastro-intestinaux ?**
Pour certaines personnes, une augmentation soudaine de la consommation de fibres provenant d'aliments à indice glycémique bas peut entraîner des troubles digestifs temporaires. Il est important d'introduire progressivement ces aliments dans l'alimentation pour permettre à l'organisme de s'adapter.

**Comment le régime à indice glycémique bas aide-t-il à contrôler la glycémie ?**
Les aliments à indice glycémique bas sont digérés et absorbés plus lentement, ce qui entraîne une élévation plus lente et modérée de la glycémie après les repas. Cela aide à prévenir les pics de glycémie et à maintenir des niveaux de sucre dans le sang plus stables.

**Comment le régime à indice glycémique bas peut-il aider à réduire les fringales et les envies de sucre ?**
En choisissant des aliments à indice glycémique bas, vous pouvez éviter les fluctuations brutales de la glycémie qui peuvent entraîner des fringales et des envies de sucre. Les aliments à indice glycémique bas favorisent une sensation de satiété plus durable.

**Le régime à indice glycémique bas peut-il aider à améliorer les performances sportives ?**

Pour certaines personnes, en particulier celles qui pratiquent des activités physiques d'endurance, le régime à indice glycémique bas peut fournir une source d'énergie stable et prolongée, ce qui peut améliorer les performances sportives.

**Le régime à indice glycémique bas peut-il aider à réduire le risque de maladies cardiovasculaires ?**

En contrôlant la glycémie et en favorisant un poids santé, le régime à indice glycémique bas peut aider à réduire le risque de maladies cardiovasculaires, notamment les maladies cardiaques et les accidents vasculaires cérébraux.

**Le régime à indice glycémique bas convient-il aux personnes atteintes de diabète ?**

Le régime à indice glycémique bas est souvent recommandé aux personnes atteintes de diabète pour aider à contrôler leur glycémie. Il peut également réduire le besoin d'insuline et améliorer la sensibilité à l'insuline.

**Le régime à indice glycémique bas peut-il aider à réduire les niveaux de cholestérol ?**

En favorisant une alimentation riche en fibres, en graisses saines et en aliments à indice glycémique bas, le régime à indice glycémique bas peut aider à réduire les niveaux de cholestérol LDL (« mauvais ») et à augmenter les niveaux de cholestérol HDL (« bon »).

**Le régime à indice glycémique bas peut-il aider à améliorer la santé digestive ?**

En favorisant la consommation de fibres alimentaires à partir de fruits, légumes et grains entiers, le régime à indice glycémique bas peut aider à favoriser la santé digestive en prévenant la constipation et en favorisant une flore intestinale saine.

**Le régime à indice glycémique bas peut-il aider à réduire l'inflammation ?**

Certains aliments à indice glycémique bas ont des propriétés anti-inflammatoires, ce qui peut aider à réduire l'inflammation dans le corps et à prévenir les maladies liées à l'inflammation, telles que l'arthrite et les maladies cardiovasculaires.

**Comment connaître l'indice glycémique de tous les aliments consommés ?**

Vous pouvez utiliser des applications mobiles ou chercher sur internet pour connaître l'indice glycémique des aliments (cherchez IG + le nom de l'aliment) ; pour un plat composé, cherchez l'IG des principaux ingrédients.


Vous pouvez encore vous demander si ce régime peut vraiment fonctionner pour vous. Il est compréhensible d'avoir des doutes, mais, comme nous allons le voir dans le prochain chapitre, de nombreuses personnes ont constaté des résultats positifs en suivant un régime à indice glycémique bas. Il vaut la peine d'essayer pour voir comment cela fonctionne pour vous.

# 14.  Études de cas et témoignages de réussite

Nous allons voir des exemples de parcours de personnes qui ont réussi à perdre du poids en suivant un régime à indice glycémique bas. Ces parcours peuvent vous inspirer pour réussir vous aussi.

**Étude du parcours de Sophie :**

Âge : 30 ans
Taille : 1m60
Poids initial : 80 kg
Poids final : 65 kg
Durée du régime : 5 mois

### *Étape 1 : Évaluation initiale et établissement des objectifs*
Sophie consulte un nutritionniste pour évaluer son état de santé et déterminer ses objectifs. Ils discutent de son poids actuel, de son mode de vie, de son niveau d'activité physique et de ses préférences alimentaires. Sophie exprime son désir de perdre du poids de manière saine et durable en adoptant un régime à faible indice glycémique.

### *Étape 2 : Planification du régime*
Le nutritionniste élabore un plan alimentaire personnalisé pour Sophie, mettant l'accent sur les aliments à faible indice glycémique qui stabilisent la glycémie et favorisent la perte de poids. Le plan comprend une variété d'aliments tels que des légumes non féculents, des fruits à indice glycémique modéré, des protéines maigres, des graisses saines et des grains entiers.

### *Étape 3 : Mise en œuvre du régime*

Sophie commence à suivre le plan alimentaire avec motivation et détermination. Elle opte pour des repas équilibrés comprenant des protéines, des légumes et des glucides à indice glycémique bas à chaque repas. Elle évite les aliments transformés riches en sucres ajoutés et en glucides raffinés.

### *Étape 4 : Suivi et ajustement*

Sophie suit régulièrement ses progrès en notant ses repas, ses collations et son poids dans un journal alimentaire. Elle rencontre régulièrement son nutritionniste pour des bilans de santé et des ajustements au plan alimentaire en fonction de ses besoins et de ses résultats.

### *Étape 5 : Résultats*

Au cours des 5 premiers mois, Sophie perd progressivement du poids en suivant son régime à faible indice glycémique. Elle ressent une augmentation d'énergie, une diminution des fringales et une amélioration de son bien-être général. À la fin de la période de 5 mois, Sophie atteint son objectif de poids de 65kg, se sentant plus confiante et en meilleure santé.

### *Conclusion :*

Sophie a réussi à perdre du poids de manière saine et durable en adoptant un régime à faible indice glycémique. Son engagement, sa discipline et son suivi régulier ont contribué à son succès. Elle continue à maintenir son poids en continuant à faire des choix alimentaires sains et équilibrés en fonction de l'indice glycémique des aliments.

# Étude du parcours de Marc :

Âge : 45 ans
Taille : 1m80
Poids initial : 95 kg
Poids final : 85 kg
Durée du régime : 5 mois (avec une interruption d'un mois)

## Étape 1 : Prise de conscience et motivation

Marc réalise qu'il doit perdre du poids pour améliorer sa santé et son bien-être. Il décide de suivre un régime à faible indice glycémique après avoir lu des articles et des témoignages en ligne sur ses bienfaits pour la perte de poids et la gestion de la glycémie.

## Étape 2 : Recherche et planification

Marc effectue des recherches sur les aliments à faible indice glycémique et élabore un plan alimentaire basé sur ses connaissances personnelles et des ressources en ligne. Il choisit des aliments tels que des légumes verts, des protéines maigres, des fruits à indice glycémique bas ou modéré et des grains entiers.

## Étape 3 : Mise en œuvre du régime

Marc commence à suivre son plan alimentaire à faible indice glycémique, en évitant les aliments à indice glycémique élevé comme les aliments transformés, les sucres ajoutés et les glucides raffinés. Il prépare ses repas à la maison et fait attention aux portions.

## Étape 4 : Interruption du régime

Après avoir suivi le régime pendant 4 semaines, Marc prend une pause d'un mois en raison d'engagements professionnels et personnels. Pendant cette période, il reprend quelques mauvaises habitudes alimentaires et son poids stagne.

### Étape 5 : Reprendre le régime

Après un mois d'interruption, Marc se remet sur la bonne voie et reprend son régime à faible indice glycémique avec détermination. Il se rappelle des avantages qu'il a ressentis au début du régime et s'engage à atteindre son objectif de poids.

### Étape 6 : Suivi et ajustement

Marc surveille son poids régulièrement et ajuste son plan alimentaire en fonction de ses progrès. Il adopte également un mode de vie plus actif en intégrant plus d'exercice physique dans sa routine quotidienne.

### Étape 7 : Résultats

Au cours des 5 mois, malgré l'interruption d'un mois, Marc parvient à perdre 10 kg en suivant son régime à faible indice glycémique. Il ressent une amélioration de son niveau d'énergie, de sa digestion et de sa confiance en lui. Il continue à maintenir ses nouvelles habitudes alimentaires et son poids après avoir atteint son objectif de 85 kg.

### Conclusion :

Marc a réussi à perdre du poids en suivant un régime à faible indice glycémique, malgré une interruption d'un mois. Sa motivation, sa persévérance et son autodiscipline lui ont permis de surmonter les défis et d'atteindre ses objectifs de perte de poids et de bien-être. Bien qu'une consultation avec un nutritionniste aurait pu offrir un soutien supplémentaire, Marc a démontré qu'il était capable de prendre en charge sa propre santé et son poids avec succès.

# Étude du parcours de Marie :

Âge : 38 ans
Taille : 1m65
Poids : Environ 60 kg (maintenu depuis 10 ans)

## Présentation :

Marie est une femme dynamique de 38 ans qui a réussi à maintenir un poids assez stable autour de 60 kg au fil des années malgré les défis de la vie, notamment deux grossesses et un licenciement. Elle a développé des stratégies de gestion du poids basées sur la compréhension de l'indice glycémique des aliments, en s'appuyant sur des lectures et des recherches personnelles.

## Grossesses :

Pendant ses grossesses, Marie a suivi les conseils alimentaires de son médecin pour assurer la santé et le bien-être de ses enfants à naître. Elle a intégré les principes de l'indice glycémique dans son régime alimentaire en choisissant des aliments à faible indice glycémique pour maintenir un niveau de glycémie stable et éviter les fluctuations de poids excessives. Elle a également veillé à ne pas manquer de nutriments essentiels tout en contrôlant sa prise de poids.

## Période de licenciement :

Lorsqu'elle a été licenciée de son emploi, Marie a traversé une période difficile émotionnellement et mentalement. Pendant cette période, elle a remarqué une légère augmentation de son poids due au stress et à une alimentation moins régulée. Cependant, grâce à ses lectures sur la gestion des émotions et du stress, ainsi que sur le régime à indice glycémique bas, Marie a pu reprendre le contrôle de son alimentation et de son poids. Elle a mis en pratique des techniques de gestion du stress telles que la méditation, le yoga et la relaxation, tout en veillant à choisir des aliments à faible indice glycémique pour stabiliser sa glycémie et son poids.

**Stratégies de gestion du poids :**
Marie a adopté plusieurs stratégies pour maintenir son poids stable et sa santé globale :

*Planification des repas* : Elle prépare ses repas à l'avance et choisit des aliments à faible indice glycémique tels que les légumes, les fruits, les protéines maigres et les grains entiers.

*Contrôle des portions* : Elle surveille ses portions et évite les excès, en écoutant les signaux de son corps pour déterminer sa faim et sa satiété.

*Activité physique* : Marie intègre régulièrement de l'exercice physique dans sa routine quotidienne, ce qui contribue à maintenir son poids et à renforcer sa santé mentale et émotionnelle.

*Gestion du stress* : Elle pratique des techniques de gestion du stress pour faire face aux défis de la vie et éviter les fluctuations de poids liées au stress.

*Apprentissage continu* : Marie continue à se documenter sur la nutrition, l'indice glycémique et la gestion du poids pour rester informée et motivée dans son parcours de santé.

**Conclusion :**
Marie démontre qu'avec une compréhension approfondie de l'indice glycémique des aliments et une gestion proactive du stress et des émotions, il est possible de maintenir un poids stable et une santé optimale malgré les défis de la vie. Son engagement envers une alimentation saine, une activité physique régulière et une santé mentale équilibrée lui permettent de prospérer et d'inspirer ceux qui l'entourent.

Avec ces différents cas, vous pouvez voir que le régime à indice glycémique bas s'adapte à différents types de personnes et de situations. Il vous permettra à vous aussi d'atteindre votre objectif en suivant les conseils de ce livre avec assiduité.

## 15. Références scientifiques

Les effets de l'indice glycémique (IG) et de la charge glycémique (CG) sur le poids ont été démontrés dans plusieurs publications scientifiques. Vous ne pourrez peut-être pas les consulter dans leur intégralité car elles sont rédigées en anglais ou vous ne pourrez pas vous les procurer mais en voici un bref résumé avec leurs conclusions.

**Étude de Ludwig, D. S. (2002). "The glycemic index: physiological mechanisms relating to obesity, diabetes, and cardiovascular disease."**

**Résumé :** Cet article examine les mécanismes physiologiques par lesquels l'indice glycémique (IG) influence l'obésité, le diabète et les maladies cardiovasculaires. Il discute de la manière dont les aliments à IG élevé provoquent des pics rapides de glucose et d'insuline dans le sang, ce qui peut conduire à une prise de poids et à un risque accru de maladies chroniques.

**Conclusions :**

- Les aliments à IG élevé peuvent entraîner une augmentation rapide de la glycémie et des niveaux d'insuline, favorisant le stockage des graisses et l'obésité.
- Un régime alimentaire à IG bas peut aider à améliorer la gestion du poids, à réduire le risque de diabète de type 2 et à diminuer les risques cardiovasculaires.
- La consommation régulière d'aliments à IG bas est bénéfique pour la santé métabolique globale.

**Lien :** https://pubmed.ncbi.nlm.nih.gov/11988062/

**Étude de Jenkins, D. J., Kendall, C. W., Augustin, L. S., et al. (2002). "Glycemic index: overview of implications in health and disease."**

**Résumé :** Cette revue offre une vue d'ensemble des implications de l'indice glycémique sur la santé et la maladie. Elle explore comment l'IG des aliments peut influencer divers aspects de la santé, y compris la gestion du poids, le diabète, les maladies cardiovasculaires et autres conditions métaboliques.

**Conclusions :**

- L'adoption d'un régime à faible IG peut contribuer à la perte de poids et à la prévention de l'obésité.
- Les régimes à faible IG peuvent améliorer le contrôle de la glycémie chez les personnes atteintes de diabète de type 2.
- Les aliments à IG bas sont associés à une réduction des risques de maladies cardiovasculaires et de certains cancers.
- Il est recommandé d'intégrer des aliments à IG bas dans l'alimentation quotidienne pour améliorer la santé globale.

**Lien :** https://pubmed.ncbi.nlm.nih.gov/12081850/

**Étude de Barclay, A. W., Petocz, P., McMillan-Price, J., et al. (2008). "Glycemic index, glycemic load, and chronic disease risk—a meta-analysis of observational studies."**

**Résumé :** Cette méta-analyse examine les relations entre l'indice glycémique (IG), la charge glycémique (CG) et le risque de maladies chroniques. Elle compile les résultats de nombreuses études observationnelles pour évaluer l'impact de l'IG et de la CG sur la santé, notamment le poids corporel, le diabète et les maladies cardiovasculaires.

**Conclusions :**

- Il existe une association significative entre une alimentation à IG/CG élevé et un risque accru de développer des maladies chroniques comme le diabète de type 2 et les maladies cardiovasculaires.
- Les régimes à faible IG/CG sont associés à une meilleure gestion du poids et à une réduction des risques de maladies chroniques.
- L'intégration de principes de régime à faible IG/CG peut être une stratégie efficace pour prévenir et gérer les maladies métaboliques.
- Les politiques de santé publique devraient encourager la consommation d'aliments à faible IG pour améliorer la santé de la population.

**Lien :** https://pubmed.ncbi.nlm.nih.gov/18326601/

**Étude de Brand-Miller, J. C., Holt, S. H., Pawlak, D. B., et al. (2002). "Glycemic index and obesity."**

**Résumé :** Cet article discute de la relation entre l'indice glycémique (IG) et l'obésité, en examinant comment les aliments à faible IG peuvent aider à la gestion du poids. Il explore les mécanismes par lesquels un régime à faible IG peut influencer l'appétit, la faim et le stockage des graisses.

**Conclusions :**

- Les aliments à faible IG provoquent une augmentation plus lente et plus stable de la glycémie, ce qui peut contribuer à une satiété prolongée et à une réduction de l'apport calorique global.

- Une alimentation à faible IG est associée à une meilleure gestion du poids et peut être un outil efficace dans la prévention et le traitement de l'obésité.
- Les régimes à faible IG peuvent aider à stabiliser les niveaux d'insuline, réduisant ainsi le risque de résistance à l'insuline et de diabète de type 2.
- L'intégration d'aliments à faible IG dans l'alimentation quotidienne est recommandée pour améliorer la gestion du poids et la santé métabolique.

**Lien** : https://pubmed.ncbi.nlm.nih.gov/12081852/

**Étude de Thomas, D. E., Elliott, E. J., & Baur, L. (2007). "Low glycaemic index or low glycaemic load diets for overweight and obesity."**

**Résumé** : Cette revue systématique et méta-analyse examine les effets des régimes à faible IG et à faible charge glycémique (CG) sur le surpoids et l'obésité. Les auteurs compilent les résultats de diverses études cliniques pour évaluer l'efficacité de ces régimes sur la gestion du poids.

**Conclusions :**

- Les régimes à faible IG/CG sont associés à une réduction significative du poids corporel par rapport aux régimes à IG/CG élevé.
- Ces régimes peuvent également améliorer d'autres indicateurs de santé métabolique, comme la glycémie à jeun et les niveaux d'insuline.
- Les régimes à faible IG/CG sont efficaces pour la gestion du poids chez les personnes en surpoids et obèses et peuvent

être intégrés comme une stratégie de perte de poids à long terme.
- L'adoption d'un régime à faible IG/CG peut être recommandée pour améliorer la composition corporelle et la santé métabolique globale.

Lien : https://pubmed.ncbi.nlm.nih.gov/17636786/

**Étude de Esfahani, A., Wong, J. M., Mirrahimi, A., et al. (2009). "The application of the glycemic index and glycemic load in weight loss: a review of the clinical evidence."**

**Résumé :** Cette revue examine l'application de l'indice glycémique (IG) et de la charge glycémique (CG) dans les régimes de perte de poids, en analysant les preuves cliniques disponibles. Les auteurs discutent des effets de l'IG et de la CG sur la perte de poids et les mécanismes sous-jacents.

**Conclusions :**

- Les régimes à faible IG/CG peuvent contribuer à une perte de poids plus efficace par rapport aux régimes à IG/CG élevé.
- Les aliments à faible IG/CG favorisent une meilleure satiété, réduisent l'appétit et stabilisent les niveaux de glucose et d'insuline dans le sang.
- Les preuves cliniques soutiennent l'efficacité des régimes à faible IG/CG pour la perte de poids et la gestion du diabète de type 2.
- Intégrer des aliments à faible IG/CG dans l'alimentation peut être une stratégie utile pour améliorer la gestion du poids et la santé métabolique à long terme.

Lien : https://pubmed.ncbi.nlm.nih.gov/21280171/

Ces publications fournissent une compréhension approfondie de l'impact de l'indice glycémique et de la charge glycémique sur la gestion du poids et la santé globale. Elles démontrent toutes l'importance d'un régime à faible indice glycémique pour la gestion du poids et la prévention des maladies chroniques.

# 16. Récapitulatif et encouragements

Nous sommes arrivés au terme de votre apprentissage des bases de la nutrition et de l'indice glycémique pour vous permettre de perdre du poids de façon sûre et durable. Vous avez appris à connaître les nutriments qui composent les aliments et leurs fonctions pour votre organisme. Vous avez appris aussi l'importance pour votre santé et votre poids de l'indice glycémique et de la charge glycémique des aliments qui contiennent des glucides ainsi que les méthodes pour réduire leurs effets.

Nous avons vu et comparé les différents types de régimes pour comprendre leur mécanisme et les avantages du régime à indice glycémique bas.

Apprendre à calculer votre IMC vous a permis de savoir si vous avez besoin de perdre du poids et le calcul de vos besoins nutritionnels vous a permis de savoir comment éviter de manger en excès et comment réduire vos apports nutritionnels pour pouvoir perdre du poids.

Vous avez aussi appris à tenir un journal alimentaire avec Fatsecret et à analyser la composition de vos repas par rapport à l'indice glycémique de vos aliments pour pouvoir corriger votre alimentation.

Vous avez vu les types d'aliments à supprimer de votre alimentation, ceux à éviter et ceux à privilégier avec un IG bas ou nul ainsi que des exemples de menus à faible charge glycémique que vous pouvez consommer tel quel ou dont vous pouvez vous inspirer pour vos repas.

Pour réussir à changer votre alimentation et à tenir votre régime sur le long terme, vous avez vu comment surmonter les obstacles matériels et psychologiques ainsi que des méthodes pour changer vos habitudes alimentaires. Vous avez aussi vu que l'activité physique peut vous aider dans votre régime et vous avez appris comment faire des exercices chez vous avec peu ou pas de matériel.

Les réponses à des questions que vous pouviez vous poser, les exemples de réussites ainsi que les références scientifiques ont pu éliminer vos derniers doutes. Si vous avez encore des questions, si vous souhaitez des conseils personnalisés ou si vous avez des suggestions par rapport à ce livre, vous pouvez envoyer un email à regimeigb@outlook.com

Maintenant vous avez toutes les clés pour réussir votre perte de poids, il ne vous reste plus qu'à avoir un peu de discipline pour pratiquer tout ce que vous avez appris et de la persévérance pour atteindre votre résultat souhaité ainsi vous réussirez sûrement. Faites votre premier pas en analysant votre alimentation actuelle qui vous a conduit à prendre du poids puis corrigez votre alimentation en appliquant les principes de l'indice glycémique en priorité et en gérant vos apports nutritionnels avec les calories.

Rappelez-vous que chaque pas même petit est important et vous rapproche de votre objectif.

A vous de jouer !